摆脱全身酸痛与疲劳

上班族放松指南

[日]土屋元明 著

杨树红 译 崔新雯 审校

人民邮电出版社

北京

图书在版编目（CIP）数据

上班族放松指南 ： 摆脱全身酸痛与疲劳 / （日）土屋元明著 ； 杨树红译. -- 北京 ： 人民邮电出版社, 2024. --（健康·家庭·新生活）. -- ISBN 978-7-115-65699-5

Ⅰ. R161

中国国家版本馆 CIP 数据核字第 2024T88V55 号

内 容 提 要

对于长期久坐不动、伏案工作以及运动、拉伸不得其法的人群来说，本书是一本不可多得的不适、疼痛缓解指南！在书中，专业物理治疗师用漫画的形式讲解了如何通过松解筋膜和放松肌肉来缓解全身疼痛。本书既介绍了人们常见的姿势与体态问题，还列举了长期困扰着人们的疼痛问题，并且详细讲解了针对身体不同部位的肌肉放松手法。书中提供的数十个针对全身不同部位肌群和关节的肌肉放松练习方案，能帮助读者在有限的空间和时间里舒缓全身，减轻疼痛，从而远离久坐和错误运动方式带来的危害，重塑健康的体态。任何饱受久坐带来身体疼痛困扰的个体都可从本书中获益。

◆ 著　　　　[日] 土屋元明
　译　　　　杨树红
　责任编辑　王若璇
　责任印制　彭志环

◆ 人民邮电出版社出版发行　　北京市丰台区成寿寺路 11 号
　邮编　100164　　电子邮件　315@ptpress.com.cn
　网址　https://www.ptpress.com.cn
　三河市中晟雅豪印务有限公司印刷

◆ 开本：880×1230　1/32
　印张：4　　　　　　　　2025 年 9 月第 1 版
　字数：110 千字　　　　2025 年 9 月河北第 1 次印刷

著作权合同登记号　图字：01-2024-2916 号

定价：42.00 元

读者服务热线：(010) 81055296　印装质量热线：(010) 81055316

反盗版热线：(010) 81055315

目录

专栏

前言

最近，你是否因为久坐而感到腰部不适？在计算机前长时间工作后，你是否觉得肩膀僵硬，背部紧绷？如果你的身体经常出现这些不适和疼痛，那么趁症状还不算严重的时候，尽快用一些简单的自我康复方法来缓解吧！

我是日本镰仓市的一名物理治疗师，专注于用运动疗法来改善疼痛问题。我每天都在倾听患者关于肌肉疲劳和疼痛的故事，同时，也会教授他们有效的自我康复方法。我经常听到患者感慨，他们如果能早点掌握有效的自我康复技巧，就不会遭受那么多的痛苦了。许多患者经常尝试很多短期有效但无法从根本上改善问题的康复方法，这真的太令人遗憾了。许多人在不了解有效方法的情况下，自己进行一些错误的康复练习，让症状逐渐恶化，最终急匆匆地来找治疗师求助。

众所周知，腰痛和肩颈僵硬在日本已经成为所谓的“国民病”。除此之外，还有许多人长期受到膝盖和背部等慢性肌肉疲劳和疼痛的困扰。不仅是成年人，孩子们也开始出现这些问题。在一开始症状较轻时，虽然我们会感到疼痛，但通常不会是剧痛，所以很多人只是随意地通过热敷或按摩来应付。这可能是因为大家都很忙，也是无奈之举，我很理解。然而，随着时间的推移，几年后，这些症状可能会变得非常严重，甚至影响日常生活、工作和娱乐活动。大多数情况下，错误的自我康复方法是无法解决问题的。

在我们的康复诊所，我们会迅速找出肌肉疲劳和疼痛的关键点，针对性地进行有效的手法治疗，让症状迅速得到缓解。许多人对此感到惊讶。多年来一直困扰他们的疼痛症状减轻了，内心的紧张也随之消散。许多人露出了笑容，我为此感到十分欣慰。但我真的希望在症状严重之前就能告诉他们这些方法，让他们也可以尽早开始自我康复训练。

因此，在这本书中，我将根据不同的症状，介绍一些简单的自我康复方法，这些方法可以让大家在肌肉疲劳和疼痛还不太严重时就开始训练。如果症状已经非常严重，就要寻求治疗师的帮助了。但在那之前，我希望大家能够了解如何自我康复，以及如何预防肌肉疲劳和疼痛的复发。

土屋元明

第1章

如何解决三大疼痛（腰痛、肩痛、膝盖痛）

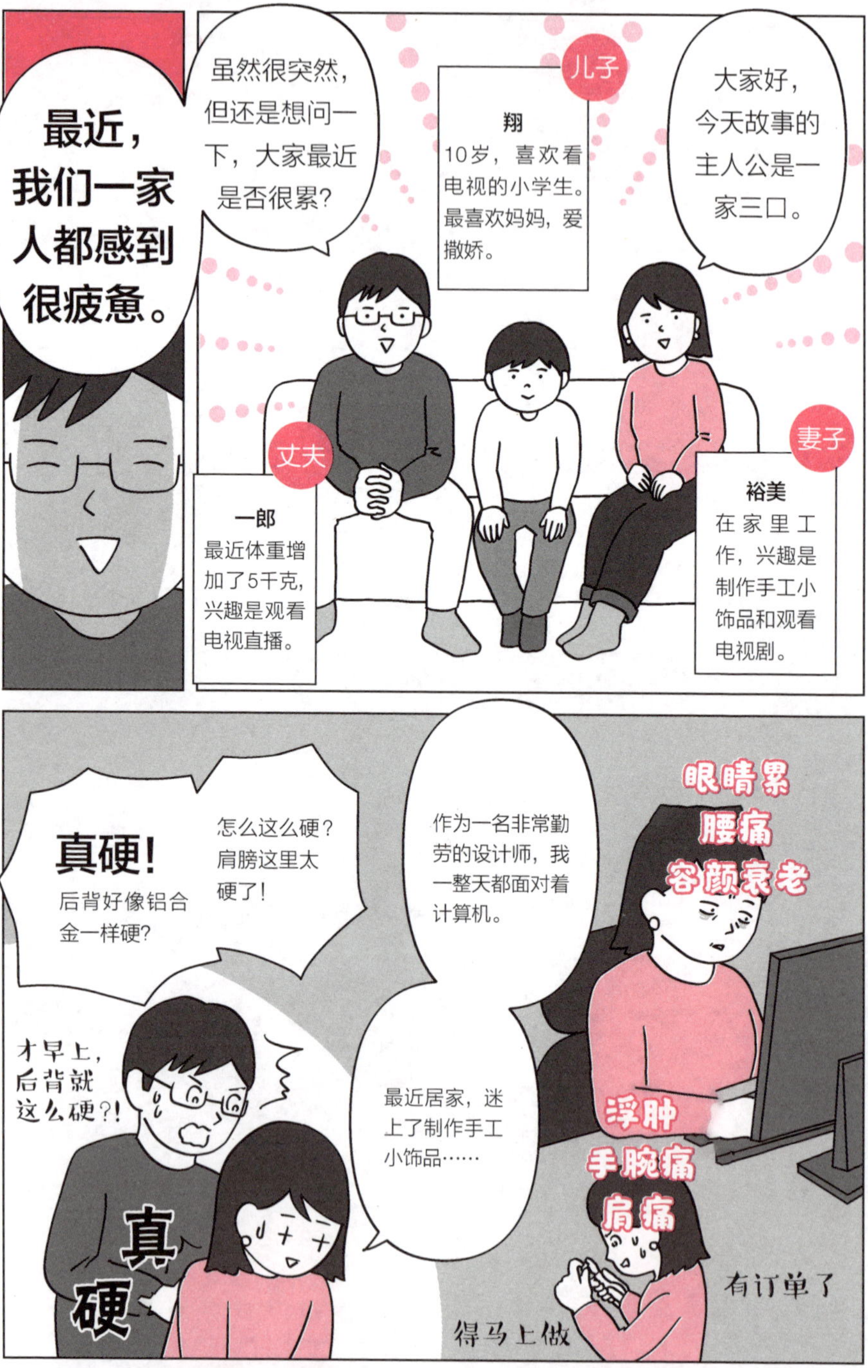

大家好，今天故事的主人公是一家三口。

儿子

翔

10岁，喜欢看电视的小学生。最喜欢妈妈，爱撒娇。

妻子

裕美

在家里工作，兴趣是制作手工小饰品和观看电视剧。

丈夫

一郎

最近体重增加了5千克，兴趣是观看电视直播。

虽然很突然，但还是想问一下，大家最近是否很累？

最近，我们一家人都感到很疲惫。

眼睛累
腰痛
容颜衰老

浮肿
手腕痛
肩痛

有订单了

得马上做

作为一名非常勤劳的设计师，我一整天都面对着计算机。

最近居家，迷上了制作手工小饰品……

怎么这么硬？肩膀这里太硬了！

真硬！
后背好像铝合金一样硬？

才早上，后背就这么硬?!

真硬

注：第10~15页图片阅读顺序为从右至左。

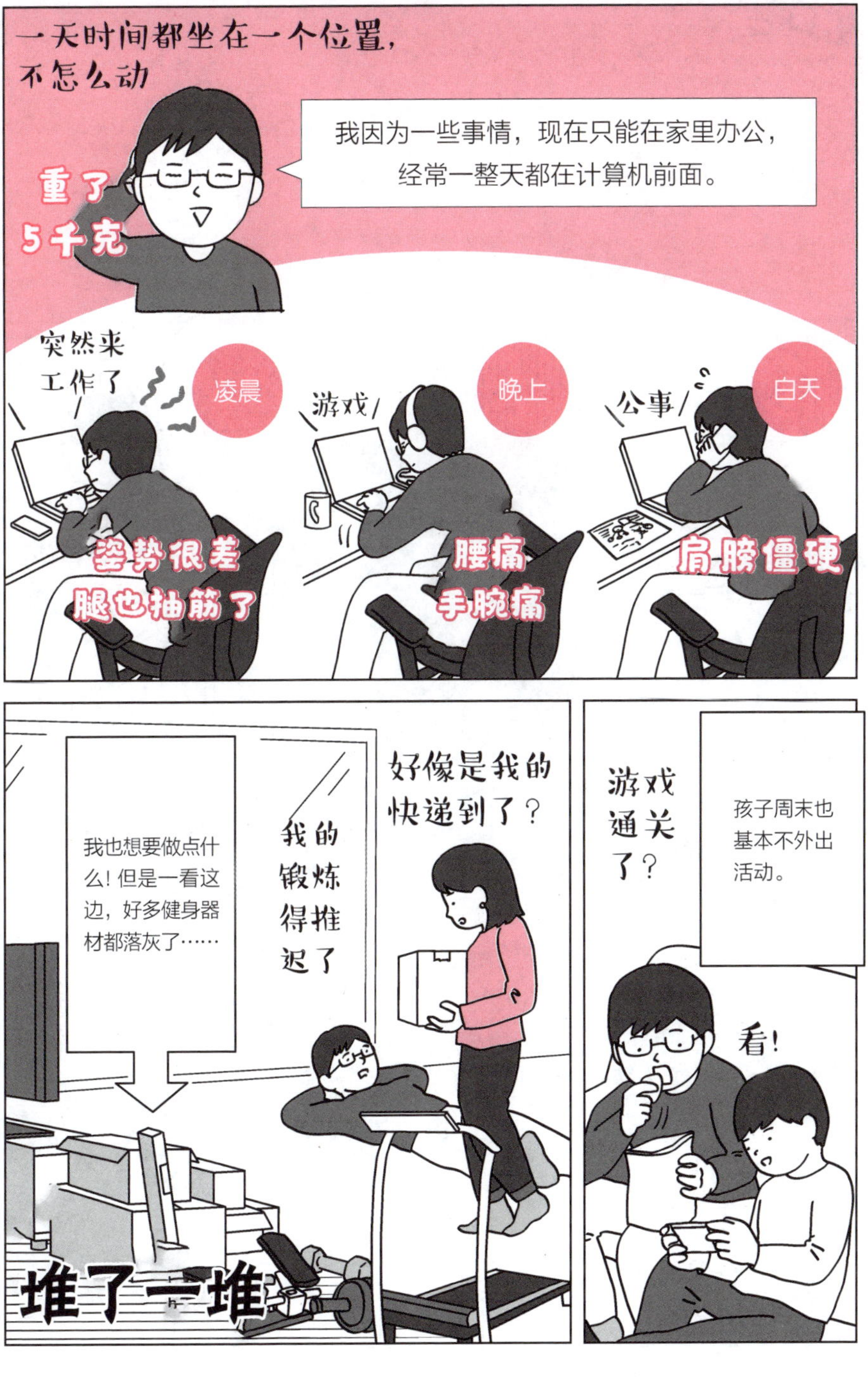

一天时间都坐在一个位置，
不怎么动

重了
5千克

我因为一些事情，现在只能在家里办公，
经常一整天都在计算机前面。

凌晨

突然来
工作了

姿势很差
腿也抽筋了

晚上

游戏

腰痛
手腕痛

白天

公事

肩膀僵硬

我也想要做点什么！但是一看这边，好多健身器材都落灰了……

堆了一堆

我的
锻炼
得推
迟了

好像是我的
快递到了？

孩子周末也
基本不外出
活动。

游戏
通关
了？

看！

筋膜松解

1 无法忍受的腰痛

“戴上橡胶手套按一按”很轻松

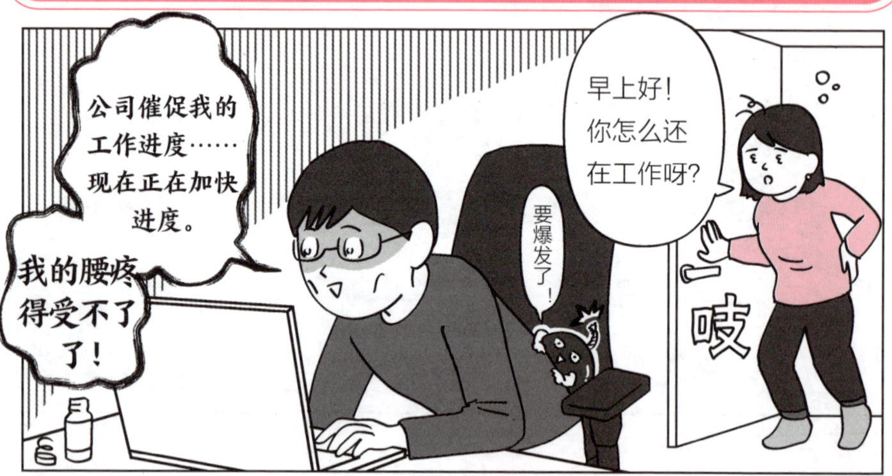
公司催促我的工作进度……现在正在加快进度。
我的腰疼得受不了了！
要爆发了！
早上好！你怎么还在工作呀？
吱

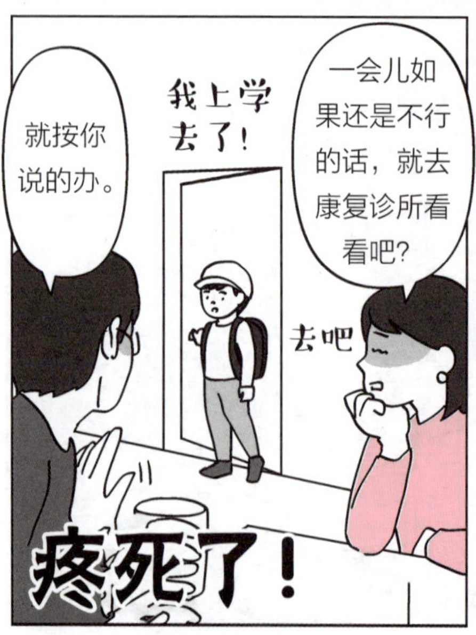
就按你说的办。
我上学去了！
一会儿如果还是不行的话，就去康复诊所看看吧？
去吧
疼死了！

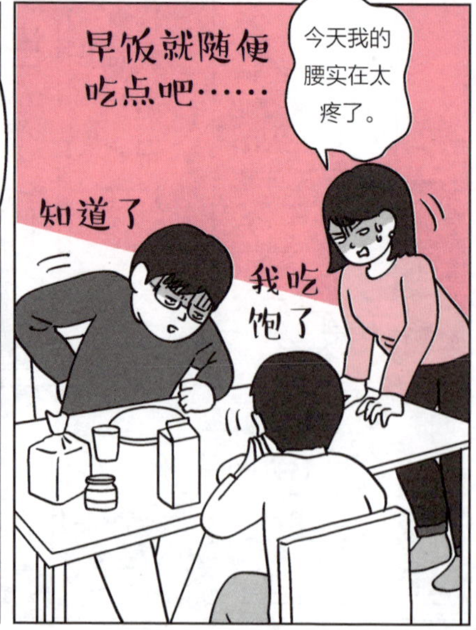
早饭就随便吃点吧……
今天我的腰实在太疼了。
知道了
我吃饱了

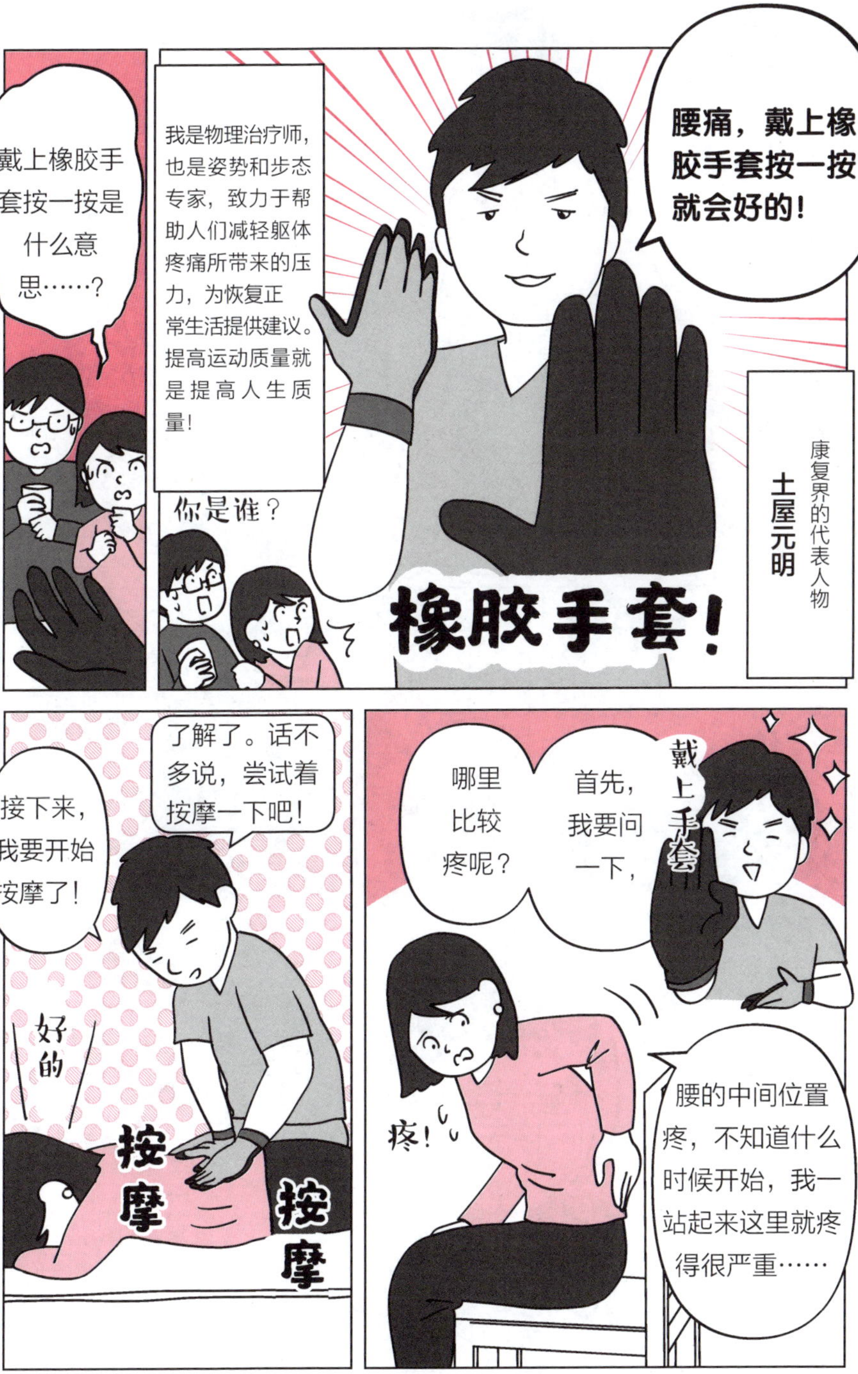

戴上橡胶手套按一按是什么意思……?

我是物理治疗师，也是姿势和步态专家，致力于帮助人们减轻躯体疼痛所带来的压力，为恢复正常生活提供建议。提高运动质量就是提高人生质量！

你是谁？

腰痛，戴上橡胶手套按一按就会好的！

橡胶手套！

康复界的代表人物

土屋元明

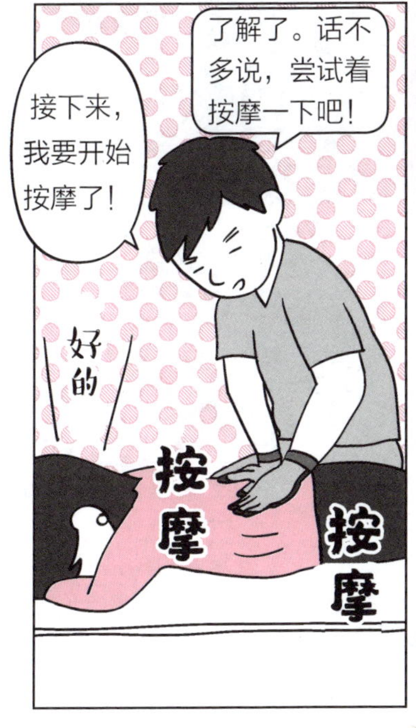

接下来，我要开始按摩了！
了解了。话不多说，尝试着按摩一下吧！
好的
按摩
按摩

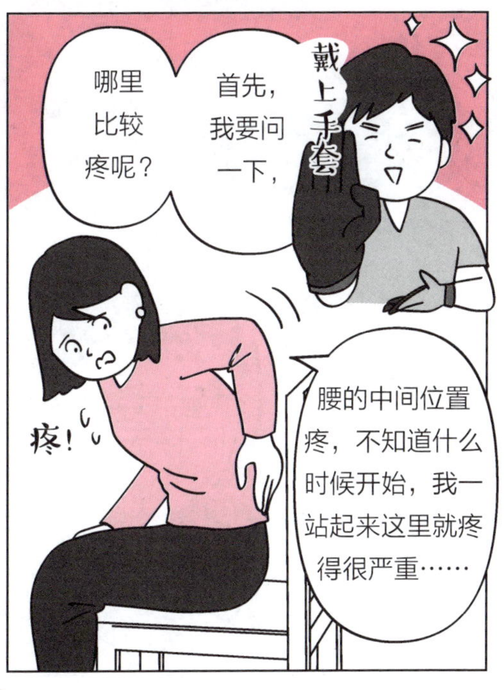

首先，我要问一下，
哪里比较疼呢？
戴上手套
疼！
腰的中间位置疼，不知道什么时候开始，我一站起来这里就疼得很严重……

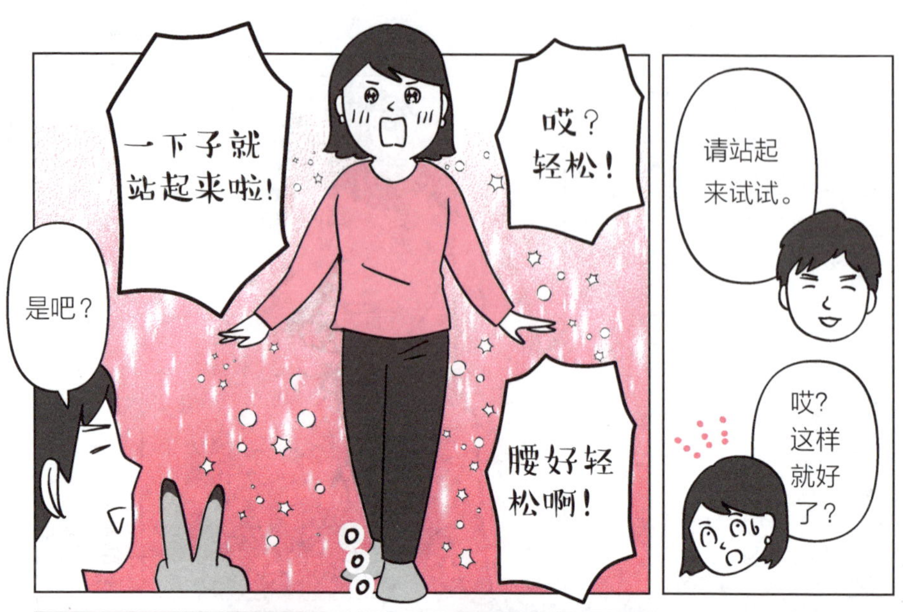

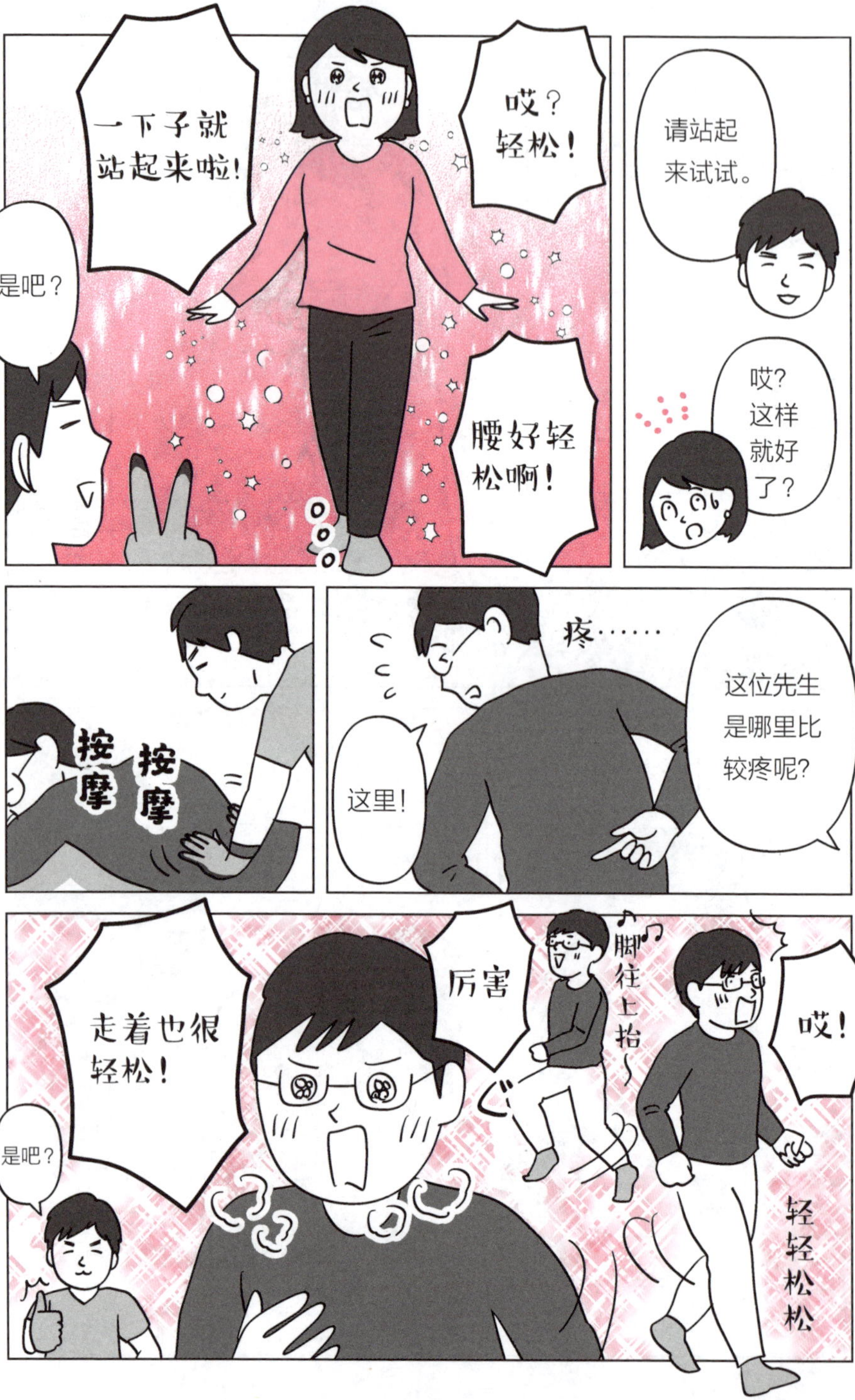

这位先生是哪里比较疼呢？

疼……

这里！

按摩

按摩

哎！

脚往上抬～

轻轻松松

厉害

走着也很轻松！

是吧？

筋膜在皮肤下面

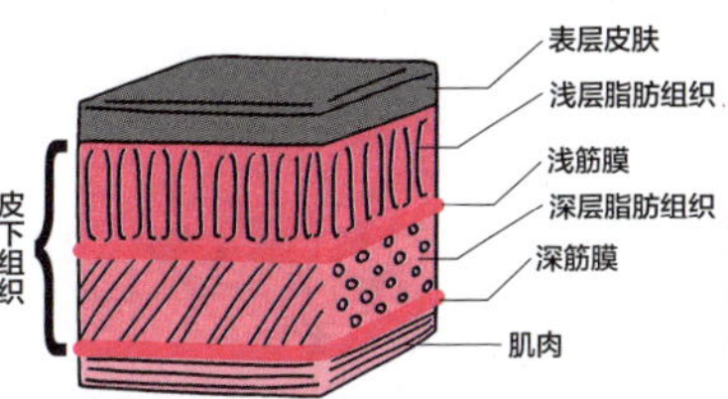

筋膜组织连接着全身

筋膜滑行不良可能会引起身体其他部位的问题，因此及时地进行处理至关重要。如果你感受到肌肉的深层疼痛，这通常意味着肌肉表层的疼痛感知细胞正在向大脑发出疼痛信号。

实际上，腰痛大多是由**筋膜僵硬**引起的。

筋膜僵硬刺激表层中枢神经，容易引发疼痛。

筋膜僵硬妨碍表层下的肌肉和关节的活动。

这种状态被称为**筋膜滑行不良**。

让橡胶手套和皮肤密切接触，进行按摩，让筋膜能更好地滑行。这种方法可以使得腰痛一下子得到缓解！

肌肉和关节活动也会变得更顺畅。

筋膜滑行不良的自我检查

滑行不良

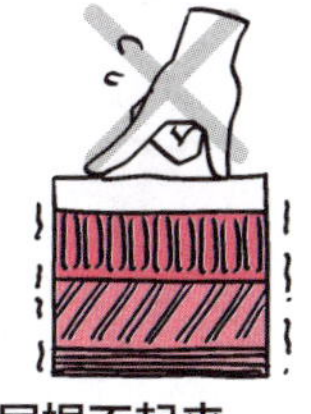

表层捏不起来

想用手指捏起来肌肉表层，但是有阻力，根本捏不起来。

滑行较好

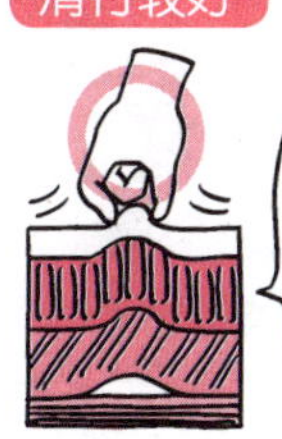

表层可以捏起来

肌肉表层很柔软，很容易捏起来。

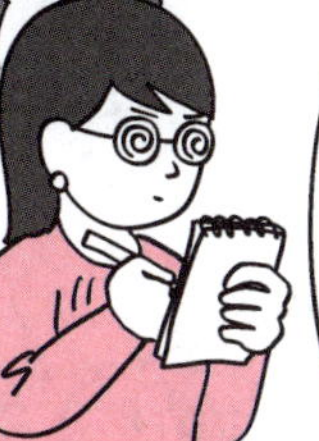

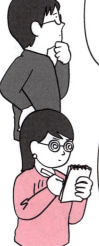

筋膜滑行不良的身体，就像烤过了的香肠一样，又干又硬。

在这种情况下，做按摩或者拉伸也很难真正刺激肌肉和关节。

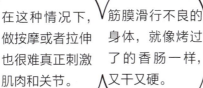

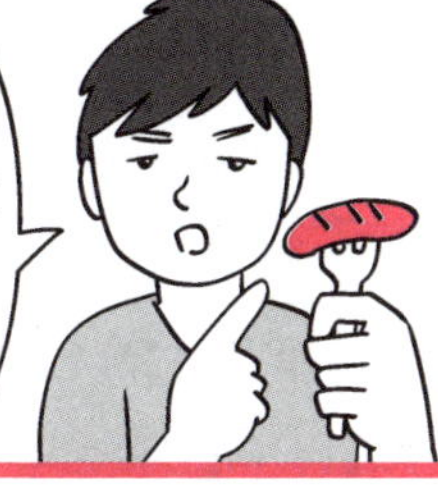

解决筋膜滑行不良

戴上橡胶手套按摩

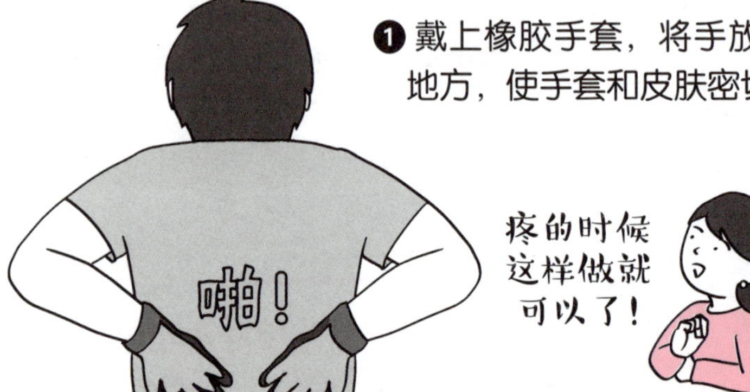
啪！

❶ 戴上橡胶手套，将手放在疼痛的地方，使手套和皮肤密切接触。

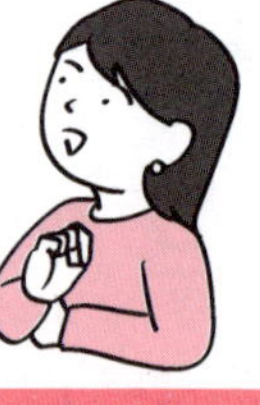
疼的时候
这样做就
可以了！

图示是穿着衣服进行按摩，理想的状态是直接接触皮肤进行按摩。

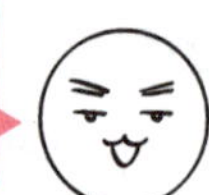

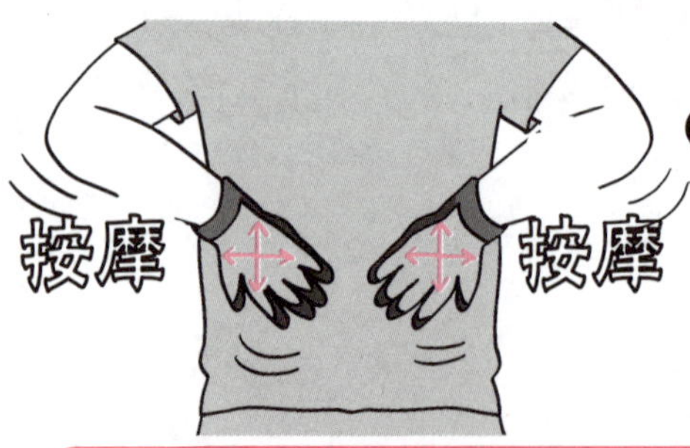
按摩
按摩

❷ 缓慢地上下左右按摩。

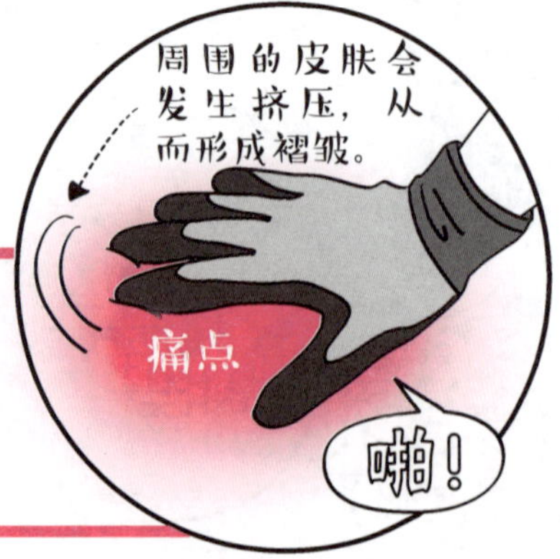
周围的皮肤会
发生挤压，从
而形成褶皱。
痛点
啪！

缓解滑行不良，需要围绕疼痛的地方进行重点按摩，这样才能起效。因为戴着手套，所以位置才不会发生偏移。

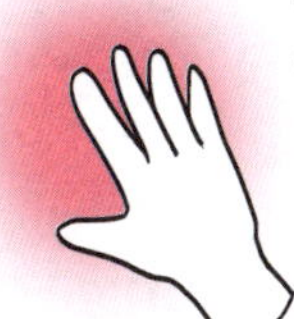

手掌向下张开覆盖疼痛位置，说“这里疼”的患者是

A 肌筋膜性腰痛

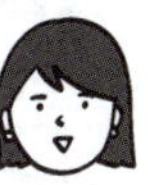

我属于这一类！

肌筋膜指“肌肉和包裹其的筋膜”。长期保持同一姿势（如做家务、工作）会过度使用腰部，让骨盆、腰椎、胸廓连接处的“胸腰筋膜”紧张，从而引起疼痛。

用手指指着疼痛位置，说“这里疼”的患者是

B 椎间盘源性腰痛

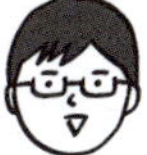

我是这一类！

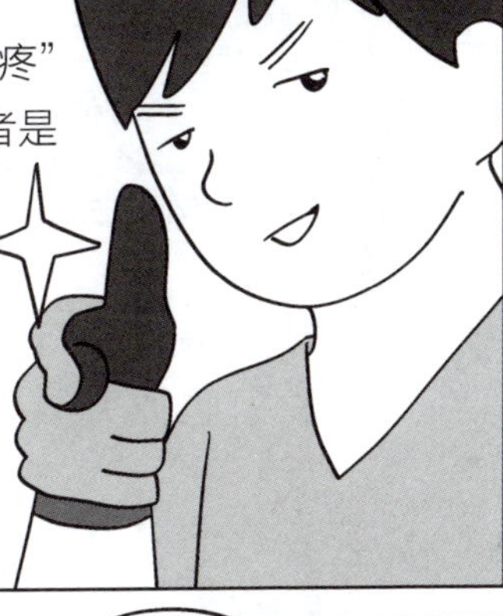

顺便说一下，当问到患者哪里疼时，从患者展示疼痛位置的方式就可以大概知道腰痛的类型了。

椎间盘支撑着身体的体重，在活动时会作为腰部的一个支撑面。长期保持同一姿势会给关节造成负担，进行突然转动等比较急促的动作容易引起各种疼痛。在腰椎的5节椎体中，下面2节发生疼痛更为常见。

将两种康复方式结合的话，身体会变得更轻松！

A 肌筋膜性腰痛

需要对更深层的筋膜和肌肉进行保养。

➡第18页

这里介绍筋膜的保养方法。

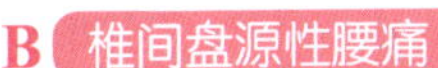

B 椎间盘源性腰痛

需要固定相关关节来进行活动。

➡第19页

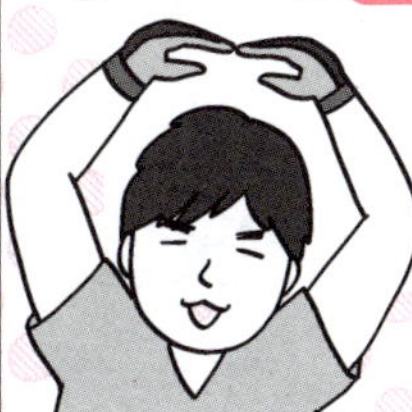

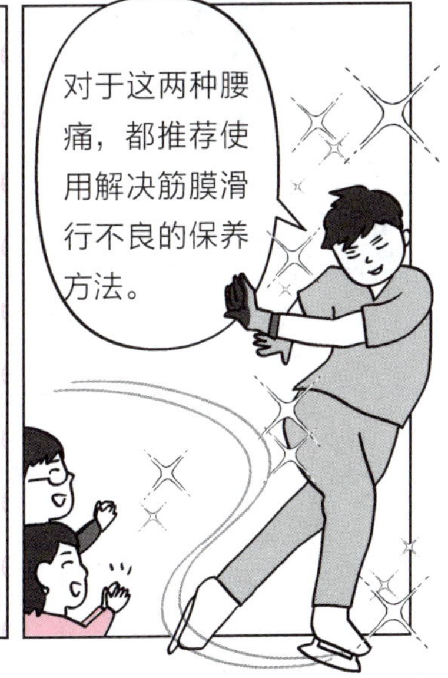

A 肌筋膜性腰痛 的人的附加保养

筋膜松解体操　肌肉松解

筋膜松解体操

和“解决筋膜滑行不良，戴上橡胶手套按摩”（第16页）讲的一样，戴上橡胶手套，让其与疼痛部位的皮肤密切接触，在上下左右四个方向进行按摩的同时，让身体前后左右活动。

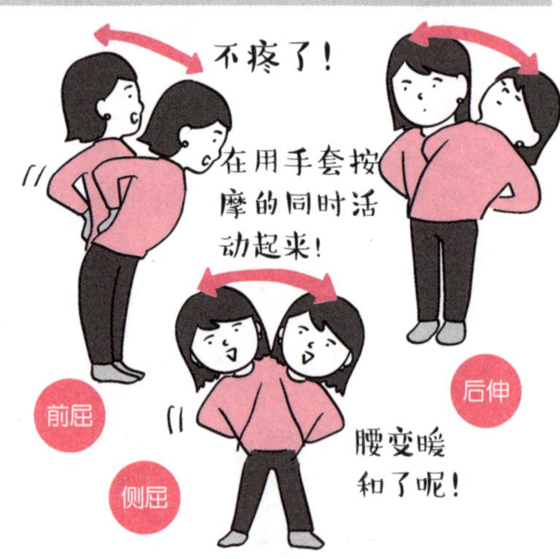

不疼了！
在用手套按摩的同时活动起来！
腰变暖和了呢！
前屈
侧屈
后伸

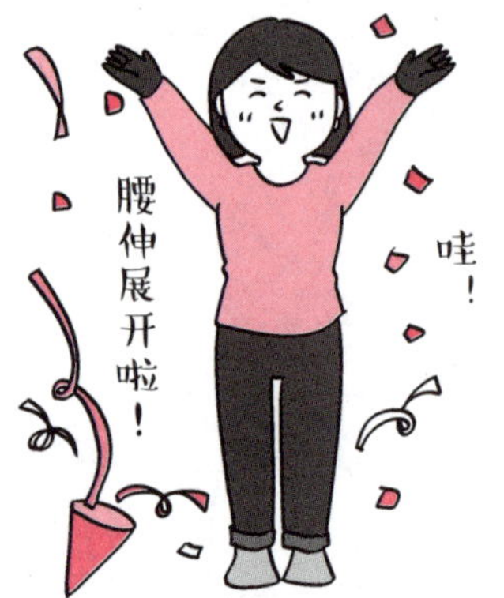

腰伸展开啦！
哇！

每个动作做5次哦

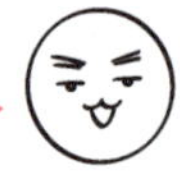

肌肉松解

筋膜松解之后，如果腰还是有点疼的话，就要对深层肌肉进行细致的松解。

❶将疼痛部位的皮肤集中捏起来，晃动30秒左右。

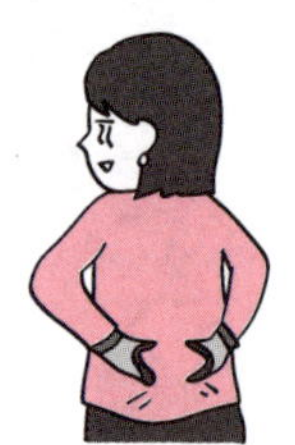

脂肪太多，根本捏不过来……

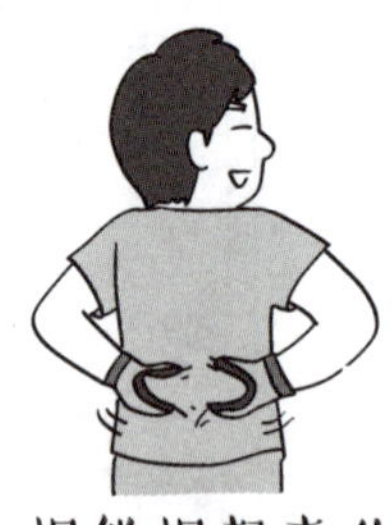

捏能捏起来的部分就可以了！

❷做完之后，如果腰还有点疼的话，用手指的指腹挤压疼痛的地方，左右活动。

太用力不行！
轻轻地……
轻轻地……

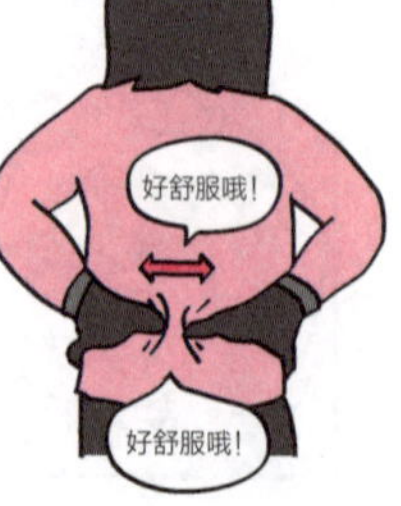

好舒服哦！
好舒服哦！

B 椎间盘源性腰痛 的人的附加保养

锁定关节体操

锁定关节体操

固定引起疼痛的椎间关节，充分利用关节周围的肌肉来活动身体，让身体想起“本来正确的活动方式”，从而减轻关节的负担。

❶从疼痛点向下3厘米处开始，将皮肤向上推至腰痛点，并锁定这个关节部位。

❷在锁定的状态下活动。

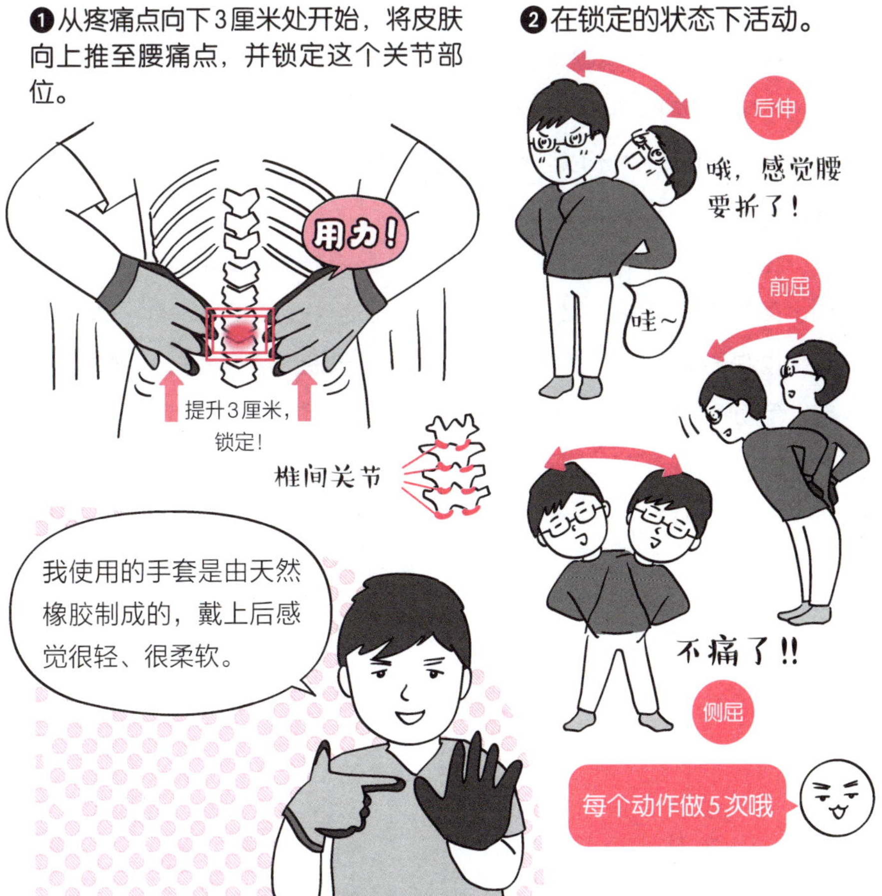

用力！
提升3厘米，
锁定！
椎间关节
我使用的手套是由天然橡胶制成的，戴上后感觉很轻、很柔软。
后伸
哦，感觉腰要折了！
哇~
前屈
不痛了!!
侧屈
每个动作做5次哦

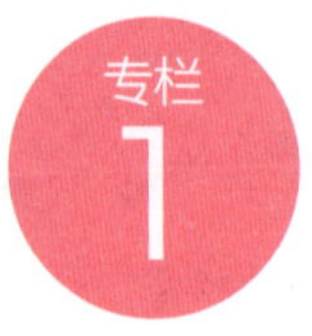

即刻见效的“筋膜”保养
“自我养护”的第一选择

在采访了许多肩颈腰痛的患者后，我认为大家最主要的问题是筋膜滑行不良。长时间维持同一姿势的久坐族，他们的腰痛、肩颈痛等大多数疼痛都和筋膜息息相关！通过对筋膜的保养，大部分病例的疼痛会很快得到改善。

在进行筋膜保养以缓解疼痛时，我们最初要以筋膜为目标！在对肌肉、关节进行改善前，我们可以优先进行筋膜松解，这样更有效果。

也许一般情况下，大多数人会认为，引起僵硬或者疼痛的是肌肉和关节，但筋膜是最新发现的可能引起身体不适的组织。接下来我们就以筋膜为主来分析一下疼痛的原因吧！

表层皮肤和肌肉之间是“皮下组织”，肌肉在皮下组织的下方。筋膜指包裹肌肉的膜，位于深层部位的筋膜被称为“深筋膜”，位于表层较浅部位的筋膜被称为“浅筋膜”。针对日常保养，大家只需要记住，筋膜是接近表层皮肤的一部分组织就好了。

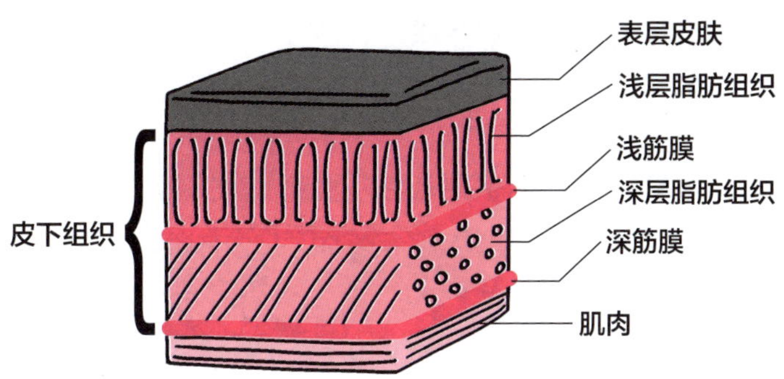

每个人都有一套独立的骨骼肌系统，而筋膜是连接全身的组织。通过各部位互相联动，人的身体就可以灵活地进行活动。如果没有筋膜，人的动作可能就会像以前的机器人一样死板，没有系统的连接。

筋膜起着灵活人体活动的作用。而筋膜本身是非常柔软的，这种柔软在专业领域上被称为“滑行良好”。当功能变差之后，筋膜就变得“滑行不良”。

如果平时活动量较少，身体就会逐渐变得僵硬（筋膜滑行不良）。身体不能灵活活动会给肌肉和关节带来前所未有的负担。肌肉表层有感受疼痛的神经存在，因此会给我们的身体传递相应的信号。这就是身体僵硬或疼痛发生的原因之一。

因为筋膜滑行不良导致的僵硬、疼痛等，是无法通过X射线照出来的，所以这一原因直到最近才被广泛关注。因此当我们需要改善僵硬、疼痛的时候，可以做一下筋膜松解，这种方法效果显著，且深受业界欢迎。

接下来，我们会通过漫画介绍几种用橡胶手套进行筋膜松解的方法。这些主要是以位于表层较浅部位的浅筋膜为目标的保养方法，不用花很大的力气，只需轻轻地按摩，效果也能十分理想。

即使有筋膜滑行不良的症状，只要我们轻轻地活动筋膜，就会很惊奇地发现，我们居然很快恢复了灵活性。几十秒的按摩就可以让我们感受到效果，这就是筋膜松解的特点。在做事情的间隙，当我们感到僵硬或者疼痛的时候，就可以立即通过筋膜松解进行缓解。

需要关注的是，这个效果不会持续很久。如果还要以相同的姿势做事情的话，那么僵硬、疼痛等问题还会重复出现。因此在这种情况下，我们可以利用工作的间隙，通过拉伸来松解身体筋膜。在接下来的内容中，我们将教大家用橡胶手套进行预防性按摩的手法，这样就可以预防僵硬、疼痛的发生！

筋膜松解

2 肩痛

“戴上橡胶手套捏一捏”变轻松

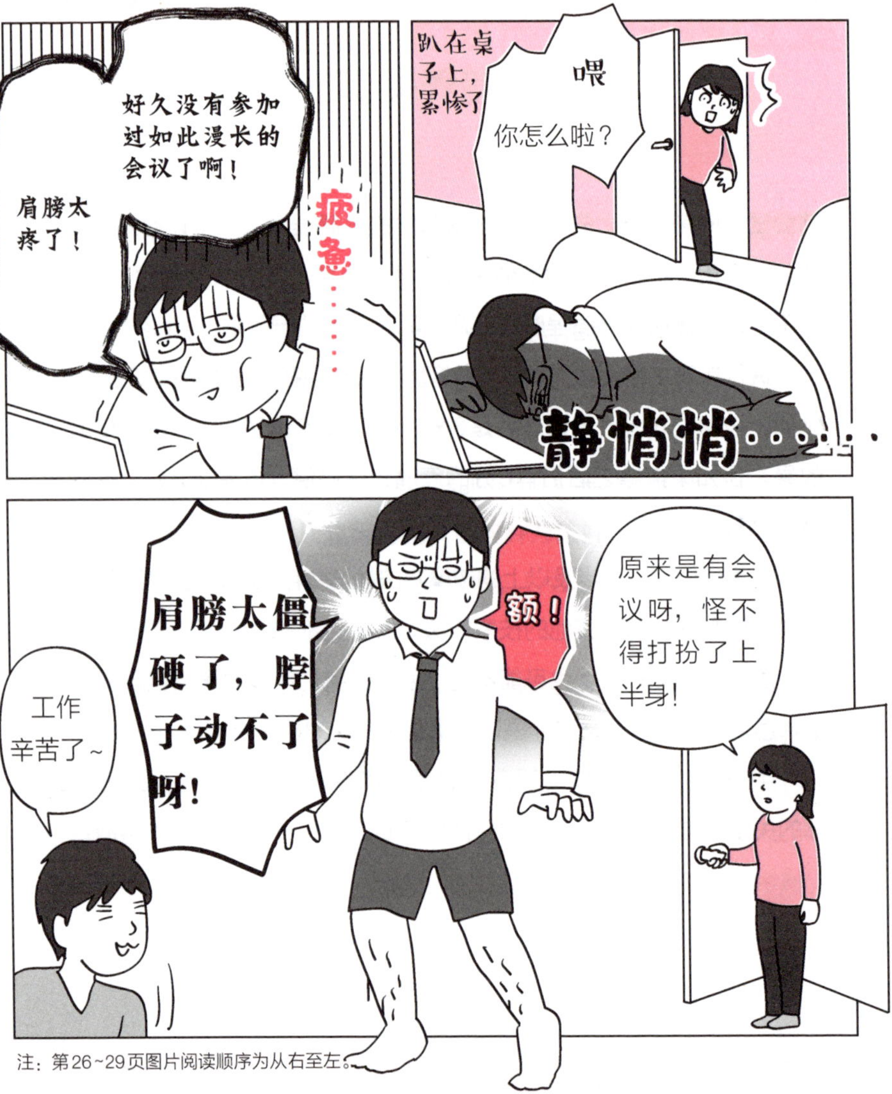

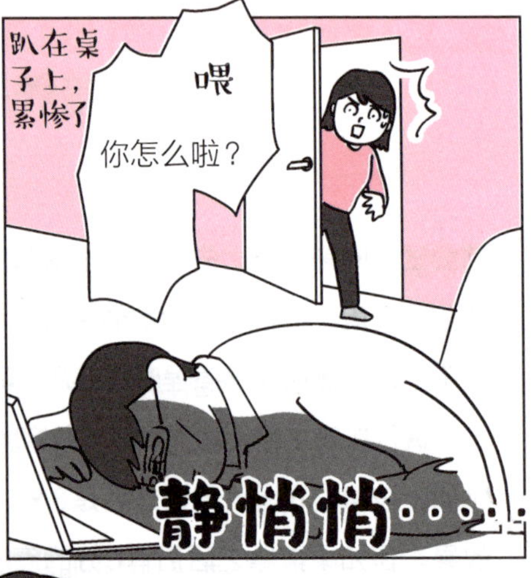

趴在桌子上，累惨了
喂
你怎么啦？
静悄悄……

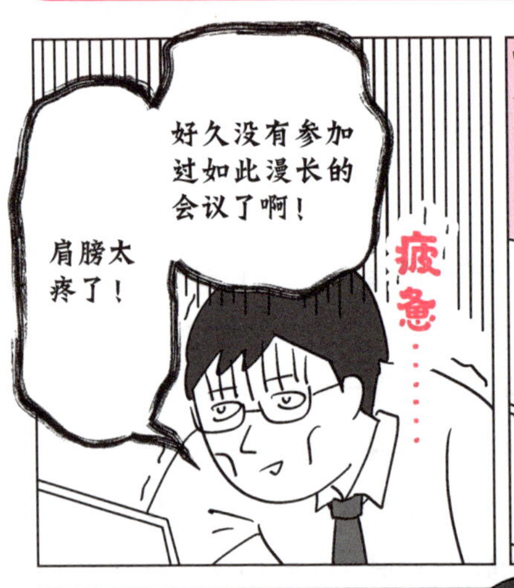

好久没有参加过如此漫长的会议了啊！
肩膀太疼了！
疲惫……

原来是有会议呀，怪不得打扮了上半身！

额！

肩膀太僵硬了，脖子动不了呀！

工作辛苦了~

注：第26~29页图片阅读顺序为从右至左。

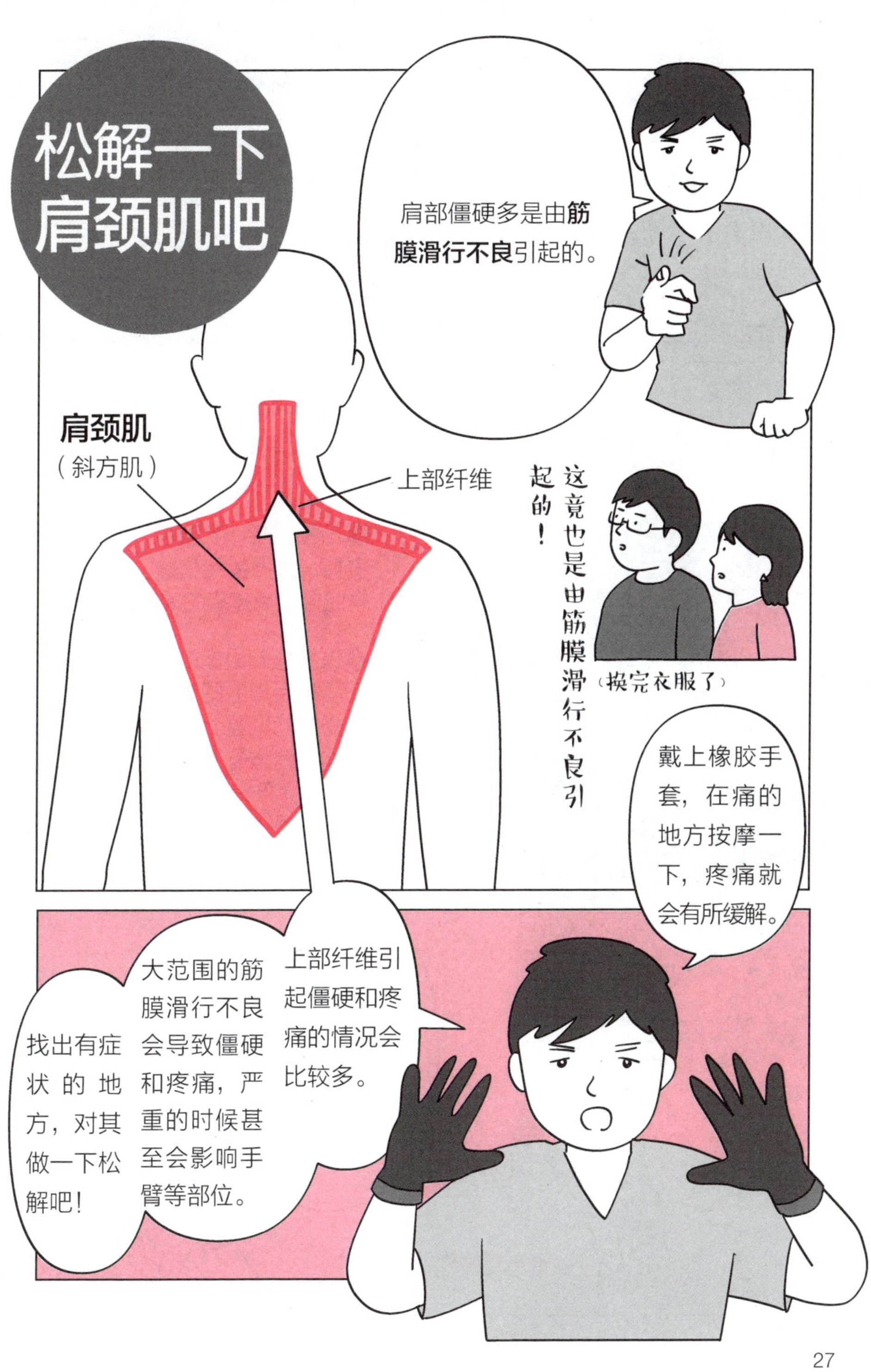
松解一下
肩颈肌吧
肩部僵硬多是由**筋膜滑行不良**引起的。
肩颈肌
（斜方肌）
上部纤维
这竟也是由筋膜滑行不良引起的！
（换完衣服了）
戴上橡胶手套，在痛的地方按摩一下，疼痛就会有所缓解。
上部纤维引起僵硬和疼痛的情况会比较多。
大范围的筋膜滑行不良会导致僵硬和疼痛，严重的时候甚至会影响手臂等部位。
找出有症状的地方，对其做一下松解吧！

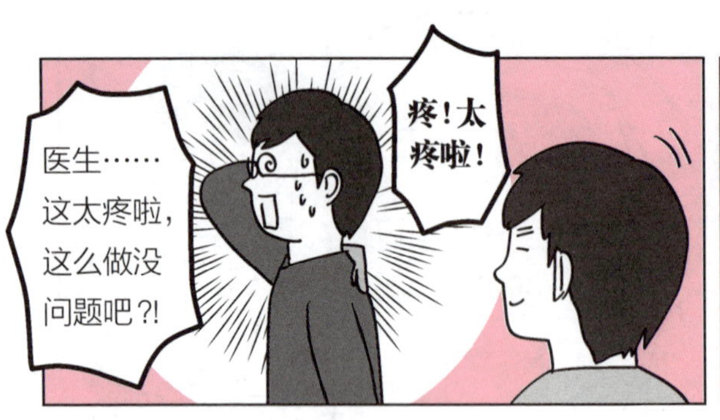

医生……这太疼啦，这么做没问题吧?!
疼！太疼啦！

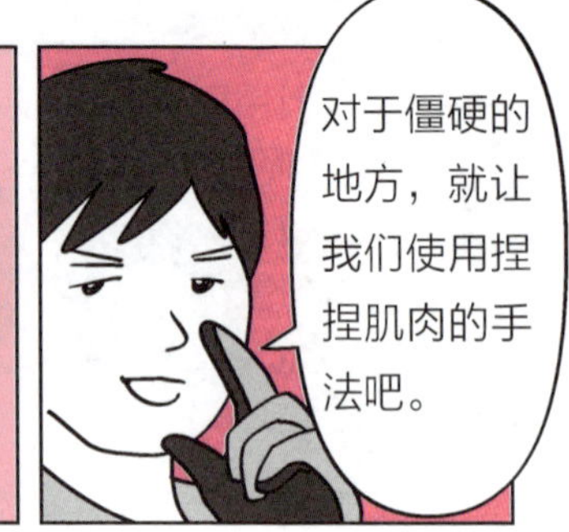

对于僵硬的地方，就让我们使用捏捏肌肉的手法吧。

消除顽固性肩膀僵硬
肩颈肌（斜方肌）捏捏肌肉的手法

❶用戴上橡胶手套的手的中指、食指、大拇指的指腹，轻轻地捏起僵硬或疼痛的地方。

❷保持捏起肌肉的状态，手指在互相活动的同时，一点点地改变捏的位置。用轻一点的力来捏，稍微忍着点疼痛。可以试着做5次。

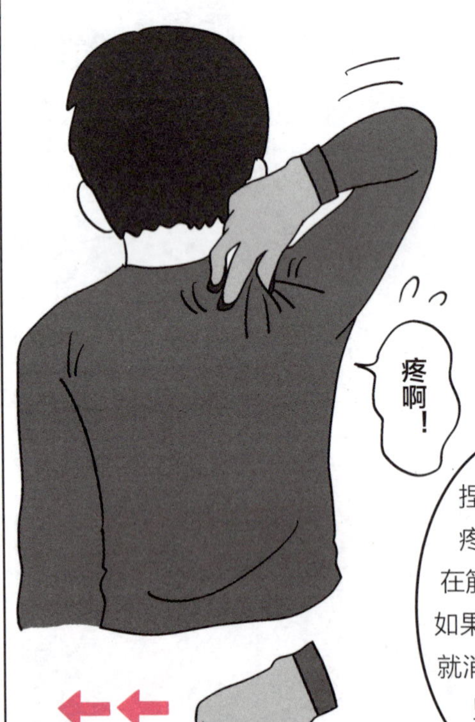

捏肌肉时感到疼痛，说明存在筋膜滑行不良。如果放开手指疼痛就消失的话，可以坚持做下去！

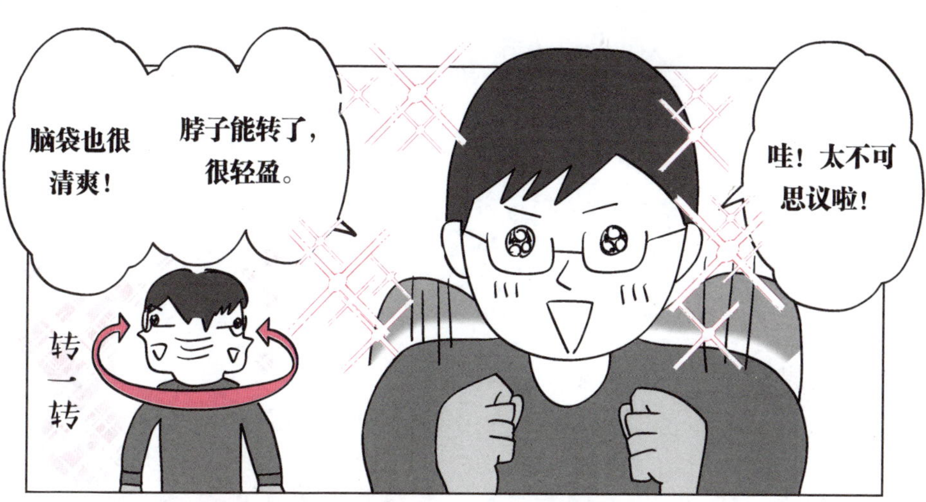

哇！太不可思议啦！
脖子能转了，很轻盈。
脑袋也很清爽！
转一转

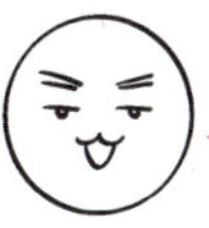

肩膀僵硬比较严重或者伴有头痛时的保养技巧。

捏背部肌肉也不能缓解的人增加

C 肩胛提肌 的按摩

位于比斜方肌还深一点的地方的“肩胛提肌”和它周围的神经是僵硬和疼痛的根源所在，如果这里有问题，可能导致情况进一步恶化。

➡第30页

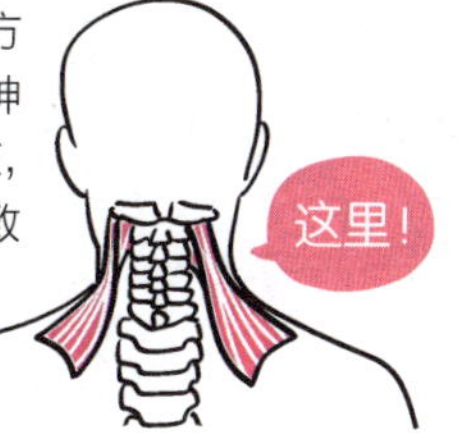

头痛的人附加

D 枕下肌群 的按摩

“头部的深层肌肉”在大多数情况下，会使肩颈僵硬恶化，进而引起头痛。支撑头部的肌肉很厚，有些部分很难捏起来，但不断地对它们进行按摩，捏起它们就会变得容易！

➡第31页

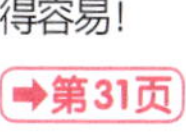

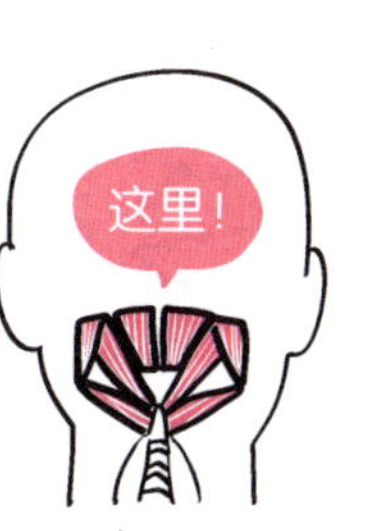

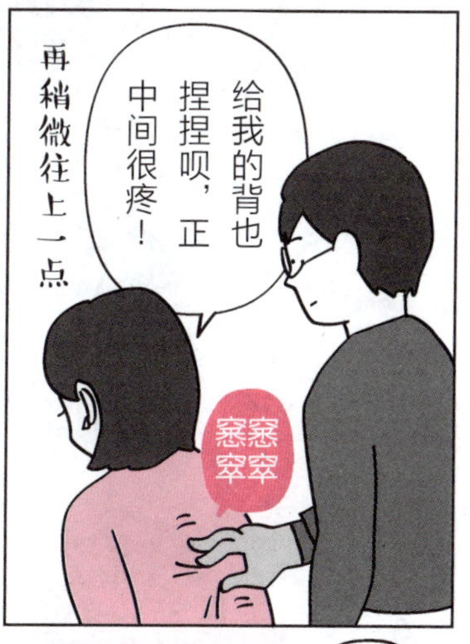

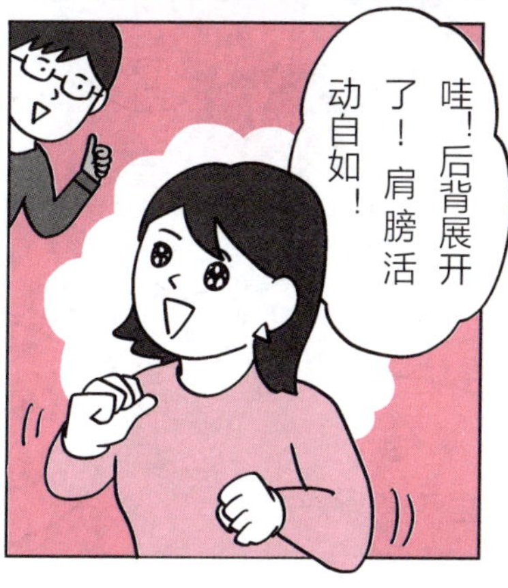

肩膀·颈部变轻松

C 肩胛提肌 的按摩

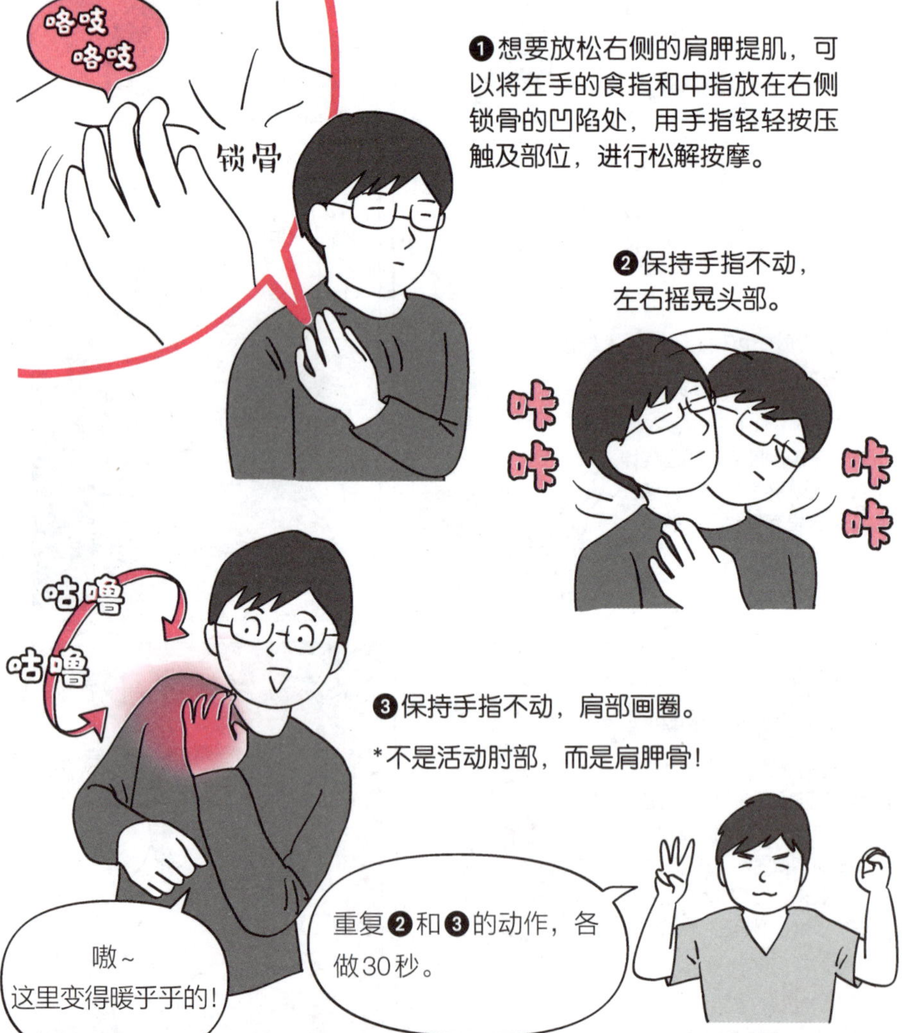

咯吱
咯吱
锁骨
❶想要放松右侧的肩胛提肌，可以将左手的食指和中指放在右侧锁骨的凹陷处，用手指轻轻按压触及部位，进行松解按摩。
❷保持手指不动，左右摇晃头部。
咔
咔
咔
咔
咕噜
咕噜
❸保持手指不动，肩部画圈。
*不是活动肘部，而是肩胛骨！
嗷~
这里变得暖乎乎的！
重复❷和❸的动作，各做30秒。

僵硬和头痛都有所缓解
D 枕下肌群 的按摩

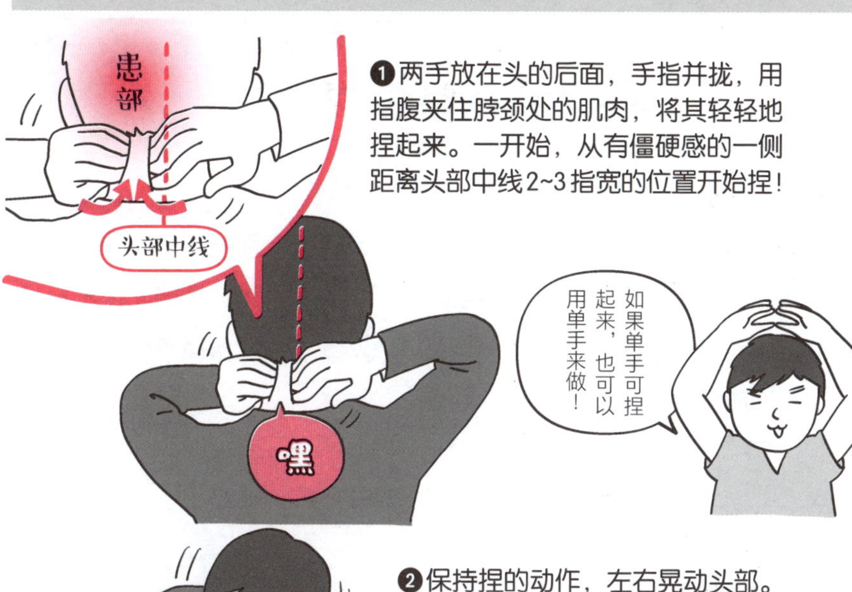

❶两手放在头的后面，手指并拢，用指腹夹住脖颈处的肌肉，将其轻轻地捏起来。一开始，从有僵硬感的一侧距离头部中线2~3指宽的位置开始捏！

❷保持捏的动作，左右晃动头部。

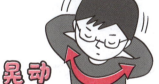

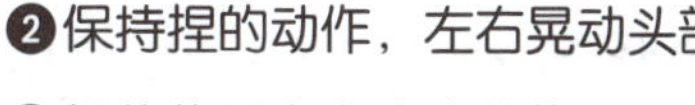

❸捏的位置渐渐向中线靠近，在每个位置上重复❷的动作。

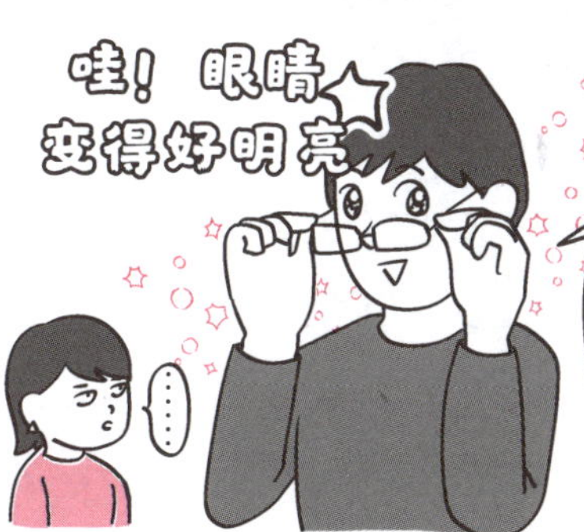
晃动
哇！眼睛变得好明亮
……
颈部轻松了，眼睛也明亮了！

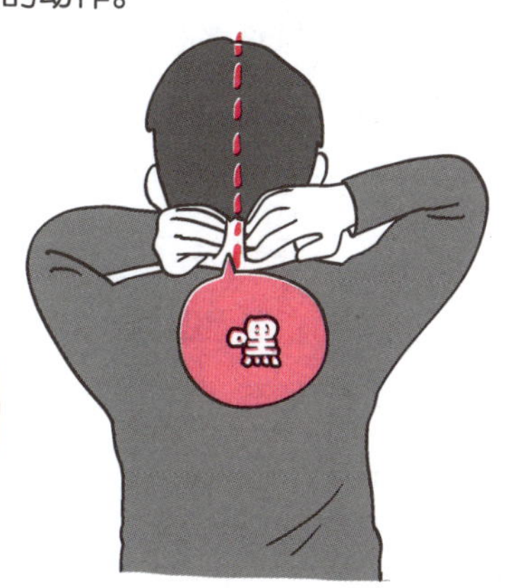

专栏 3

感到肩颈僵硬、疼痛的部位发生转移证明保养有效果

慢性疼痛消除的“预兆”

我们在进行肩颈部松解的时候，有时会感到自己疼痛的部位发生了转移。这其实是一个令人欣喜的信号，是日常保养有效的证据。随着日常保养的进行，整个肩部都会变得轻松、舒适。继续对疼痛的地方进行相同的按摩吧。

比如，肩颈的下方一碰就疼，经过日常保养，下方的疼痛消失了，肩胛骨周围疼起来了。如果出现这种情况，即疼痛的部位发生了转移，这是身体在逐步释放压力的表现。

一开始感觉肩颈下方疼痛，是因为那是当时最僵硬的部位，其实肩胛骨周围也可能存在僵硬。在日常保养后，肩颈下方的僵硬得到缓解，而肩胛骨周围的僵硬变得明显，看起来是疼痛的部位发生转移。实际上，不是疼痛的位置真的发生了转移，而只是由于压力得到释放，我们的注意力也随之转移到其他僵硬的地方。

筋膜本身是相互连接的，所以对筋膜“现在最疼部位”进行松解的同时，我们也需要轻轻按摩其周围区域，从而改善整个相关区域筋膜的滑行状态。而隐藏在深处还未引发明显疼痛的僵硬与不适，在松解过程中会得到缓解，从而实现全面的放松。

在松解时，有一种“快速处理”的方法，就是用你自己或者伴侣的手，直接接触皮肤进行按摩，这有利于缓解身心的紧张，促进血液循环。当我们对疼痛部位进行按摩时，如果有余力的话，可以通过“快速处理”周围区域，让整体肌肉放松，从而获得更好的舒缓效果。

很多人在进行针对肩颈僵硬等的日常保养时会说：“太疼了，肌肉僵硬到根本捏不起来！”如果停止按摩后，保养时的疼痛一下子就消失了，这通常意味着问题不严重。在这种情况下，建议用轻轻的力捏起来肌肉进行松解，然后慢慢尝试深入按摩！

一开始捏起筋膜，疼得叫出声音来，这是筋膜滑行不良的地方被捏起来时的正常反应。只要坚持不懈地进行日常松解，疼痛就会慢慢地缓解，身体逐渐变轻松。

我给筋膜滑行不良的患者做完按摩时，患者身上剧烈的疼痛瞬间消失了。一些患者惊讶地对我说：“你使用了魔法吧？”正因为有这样的效果，所以请放心大胆地自己试试吧！

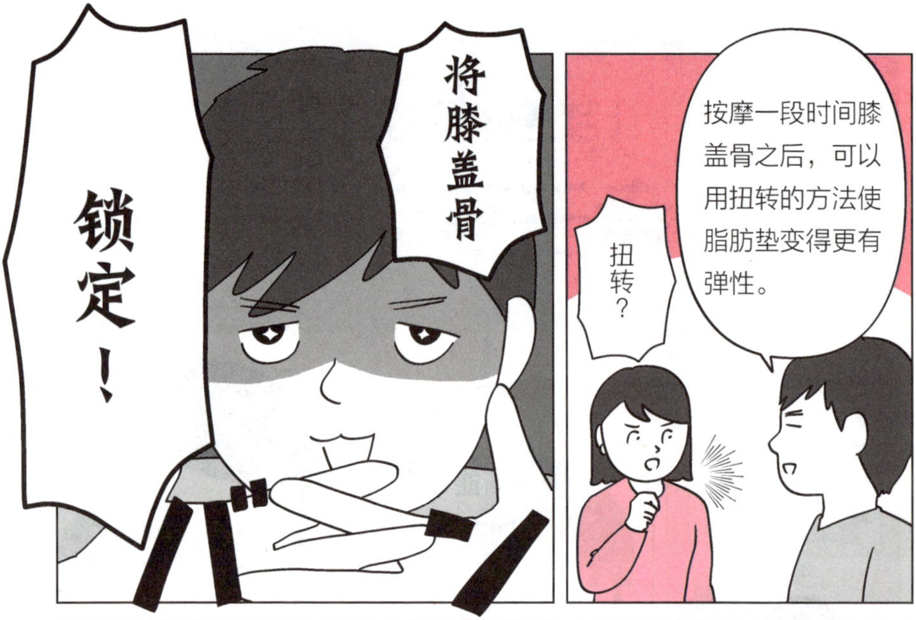

将膝盖骨
锁定！

按摩一段时间膝盖骨之后，可以用扭转的方法使脂肪垫变得更有弹性。
扭转？

提升膝盖的减震功能的练习

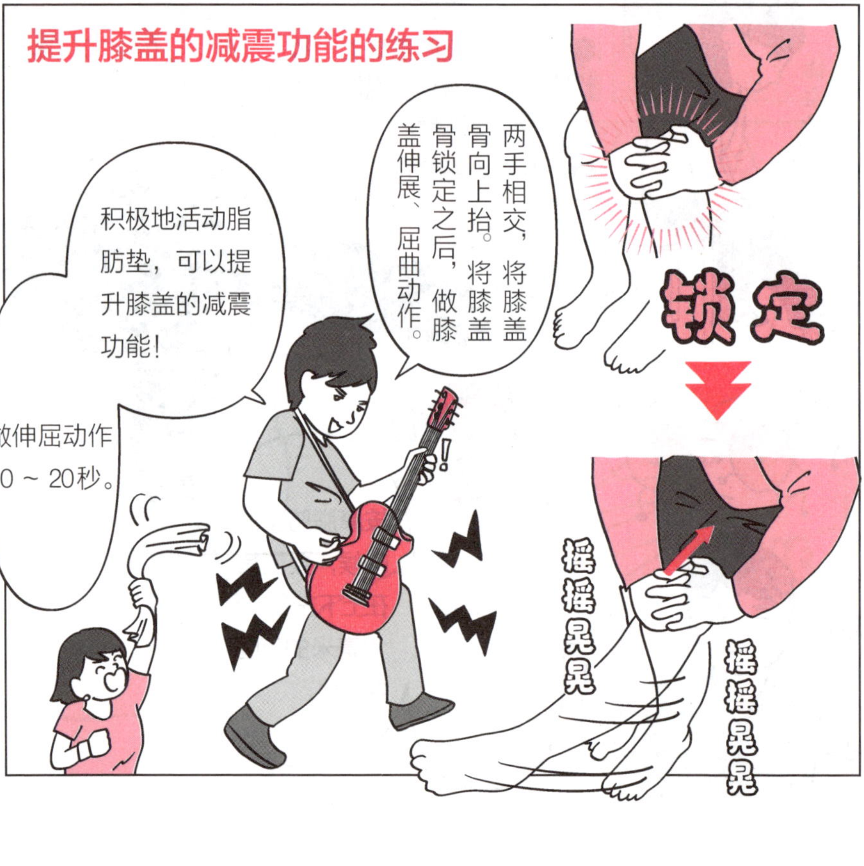

锁定
摇摇晃晃
摇摇晃晃

两手相交，将膝盖骨向上抬。将膝盖骨锁定之后，做膝盖伸展、屈曲动作。
积极地活动脂肪垫，可以提升膝盖的减震功能！
做伸屈动作10 ~ 20秒。

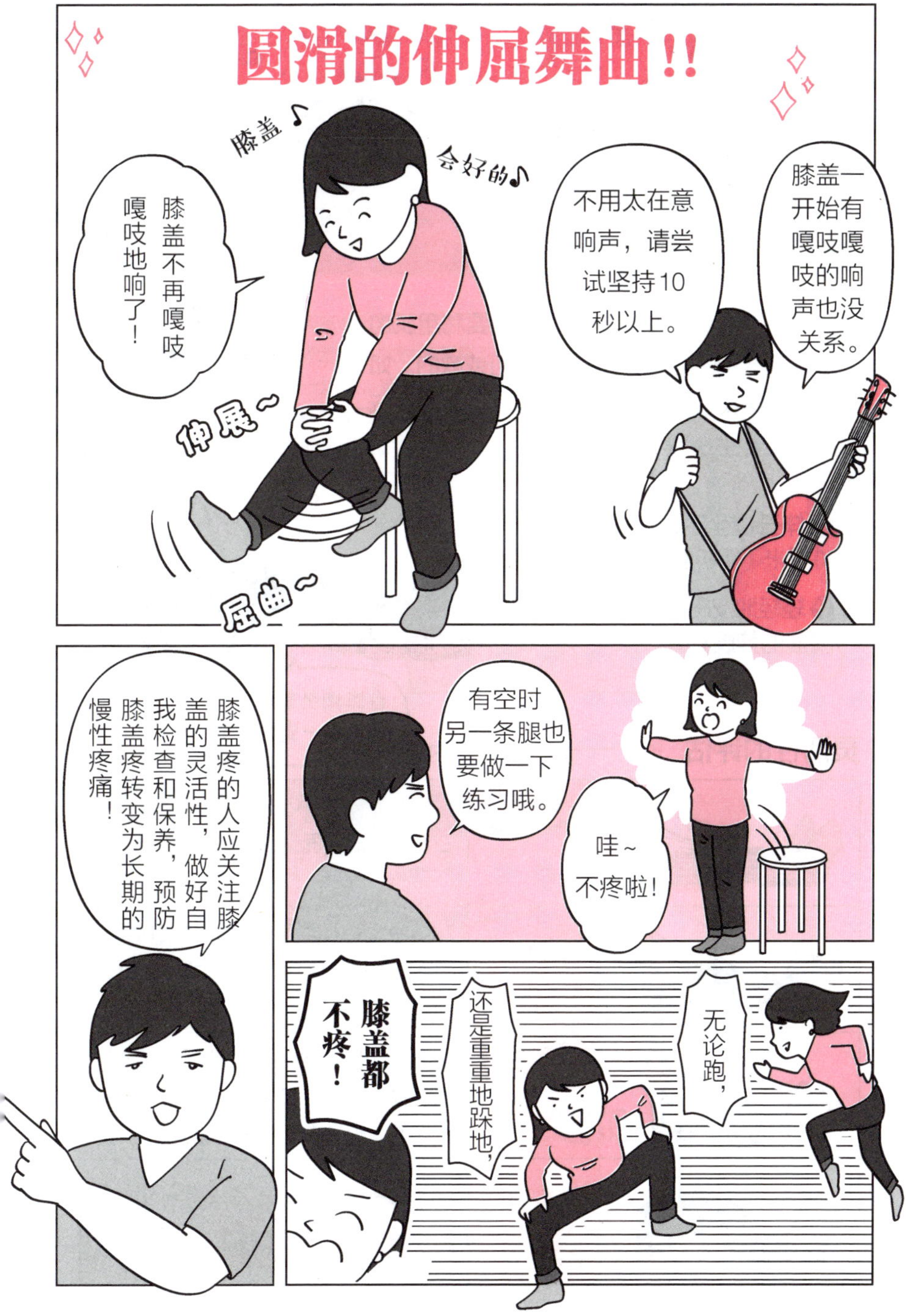

圆滑的伸屈舞曲!!

膝盖♪
会好的♪
膝盖不再嘎吱嘎吱地响了！
伸展~
屈曲~
膝盖一开始有嘎吱嘎吱的响声也没关系。
不用太在意响声，请尝试坚持10秒以上。
膝盖疼的人应关注膝盖的灵活性，做好自我检查和保养，预防膝盖疼转变为长期的慢性疼痛！
有空时另一条腿也要做一下练习哦。
哇~不疼啦！
无论跑，
还是重重地跺地，
膝盖都不疼！

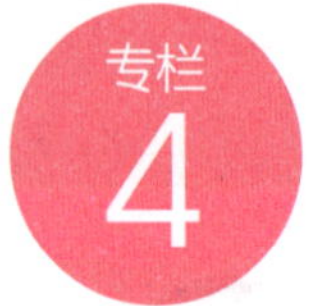

使用护具和贴扎时，“改变使用方式”可能更有效果

日常保养用品的使用方法

在慢性疼痛的保养上，很多人选择使用护具或者贴扎。如果按照说明书的指示使用了一段时间，仍感觉症状没有缓解，不妨稍稍调整使用方式，可能会收获很好的效果。

腰部的腰托或膝关节的护具等有的有前后左右之分。然而，有的人不按照指示方向使用这些护具，反而症状有所缓解。这些情况并不少见，可以尝试一下。

另外，只将贴扎的贴布贴在疼痛的地方，是没有效果的。就像下一页图片所示，膝盖的❶❷部位疼痛时，一边拉着贴布一边将其贴在更广泛的区域会更有效果。让我们以下一页的示意图作为参考，来寻找让疼痛更好缓解的贴扎方法吧。

①②位置示意（左腿）

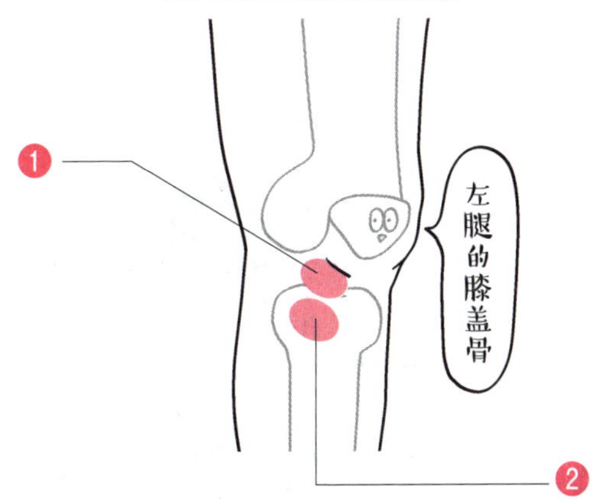

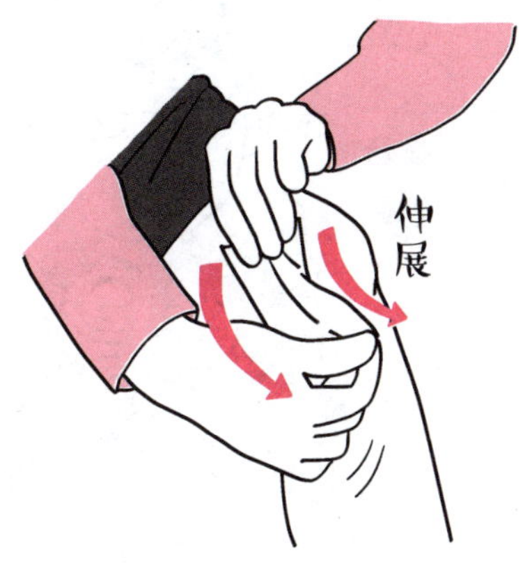

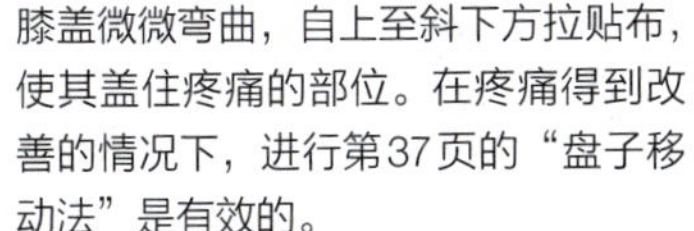
膝盖微微弯曲，自上至斜下方拉贴布，使其盖住疼痛的部位。在疼痛得到改善的情况下，进行第37页的“盘子移动法”是有效的。

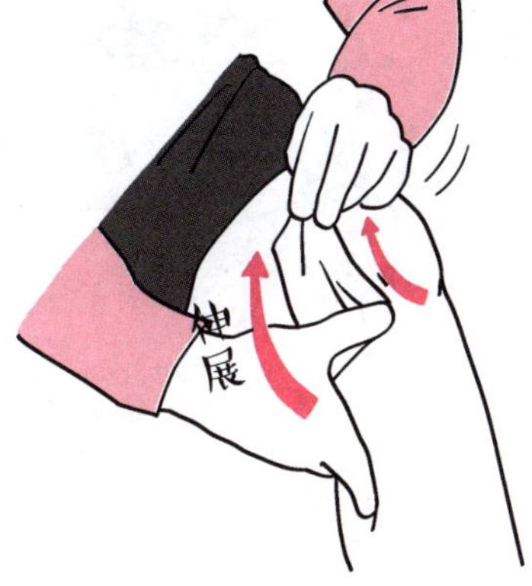

膝盖微微弯曲，自下至斜上方拉贴布，使其盖住疼痛的部位。在疼痛减轻的情况下，轻捏疼痛的部位是有效的。

附 提高胸廓和髋关节的灵活性

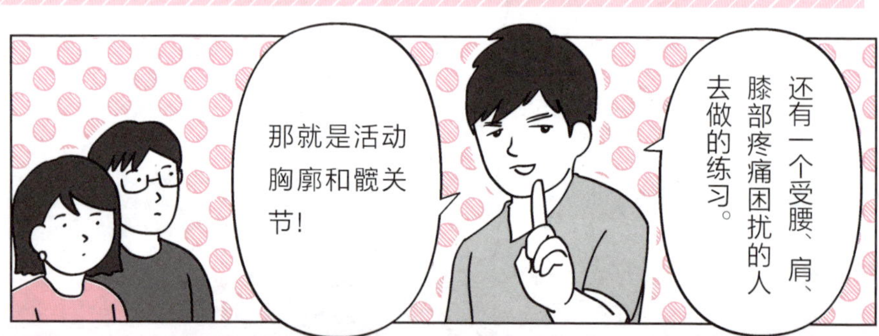

还有一个受腰、肩、膝部疼痛困扰的人去做的练习。
那就是活动胸廓和髋关节！

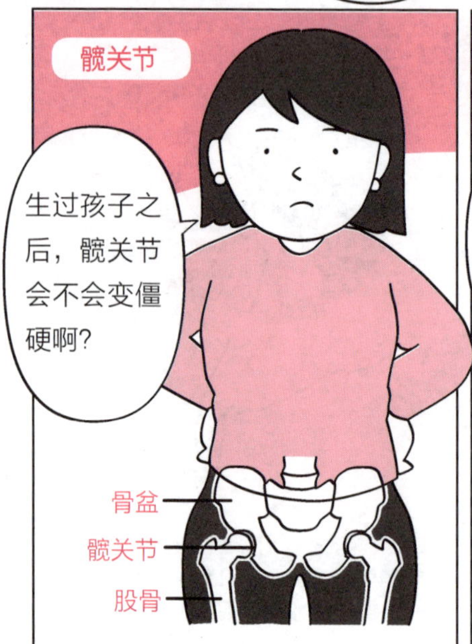

髋关节
生过孩子之后，髋关节会不会变僵硬啊？
骨盆
髋关节
股骨

髋关节支撑体重和全身运动。如果髋关节的机能变差，就不能正常直立行走。

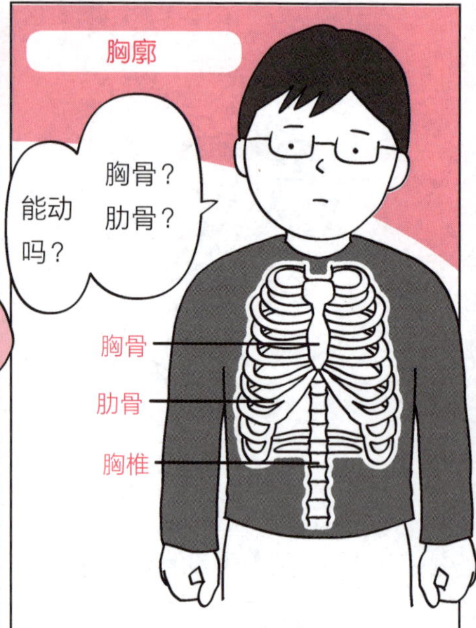

人体大约一半的关节都在胸廓附近，该区域本应非常灵活。

注：第44~45页图片阅读顺序为从左至右。

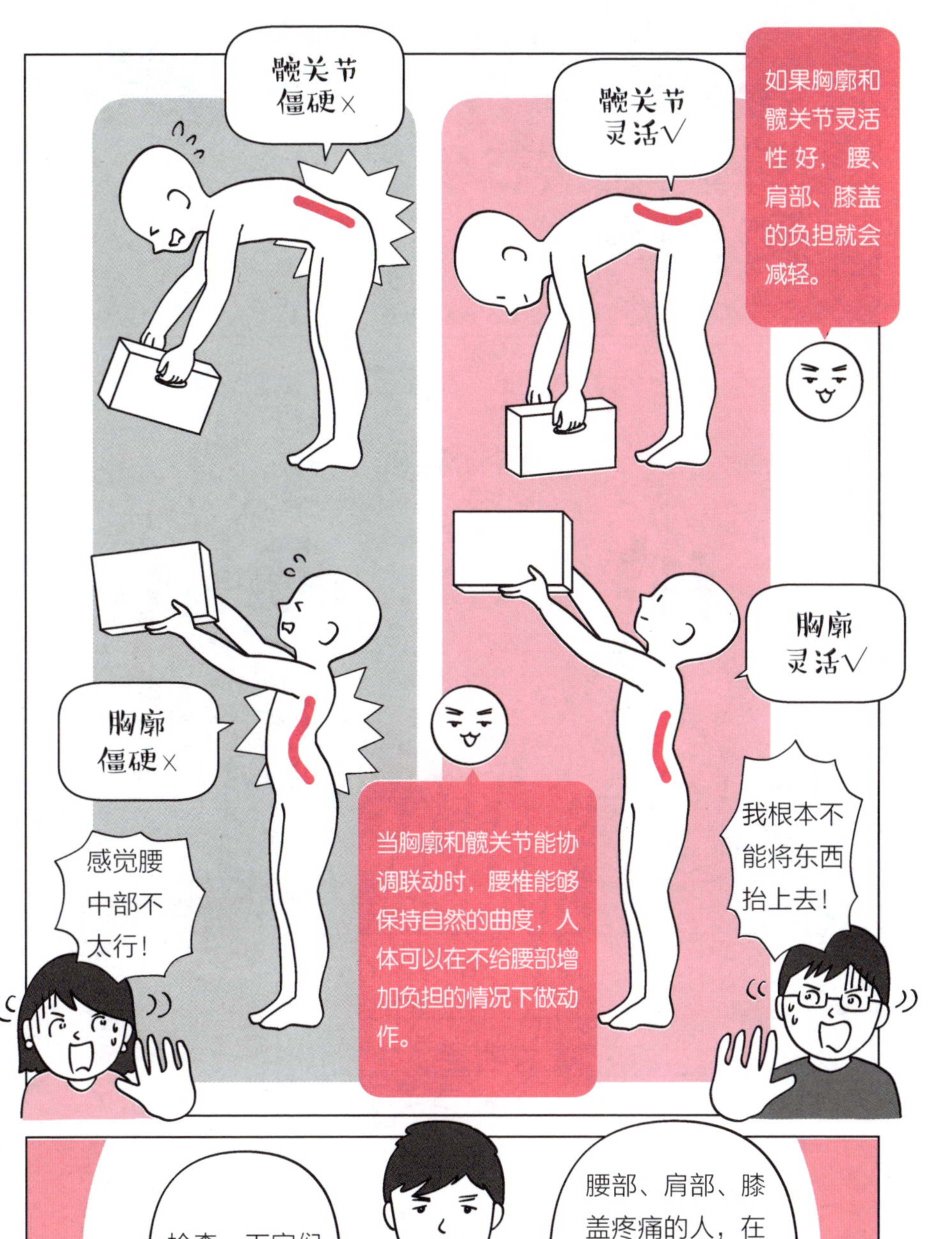

检查一下它们的灵活性吧！

腰部、肩部、膝盖疼痛的人，在大多数情况下，其胸廓和髋关节也比较僵硬。

尝试一下！
胸廓·髋关节灵活性测试

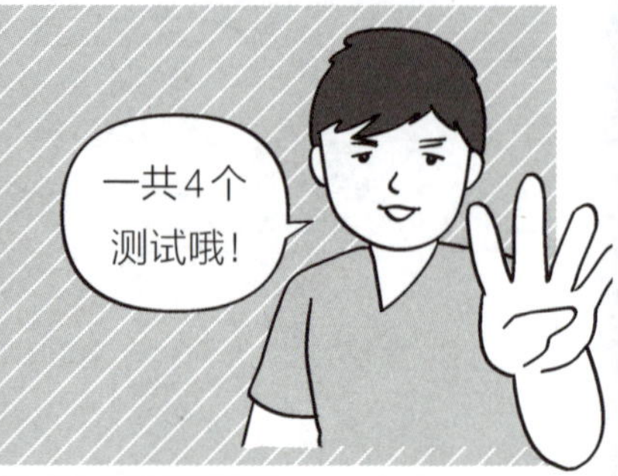

【1】合肘举起测试

❶两手和肘并在一起。

❷保持两手和肘不分开的状态，慢慢地将手臂向上抬起。

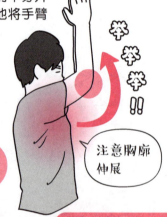

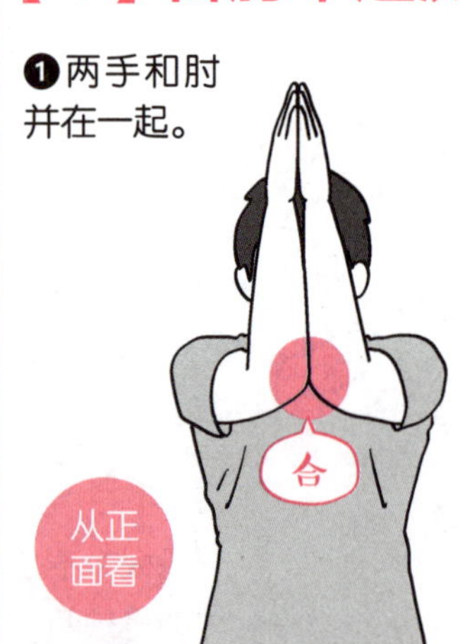

✓自检！

小于100度	可以达到100度，但两肘分开	可以到达100度，两肘不分开
0分	1分	2分
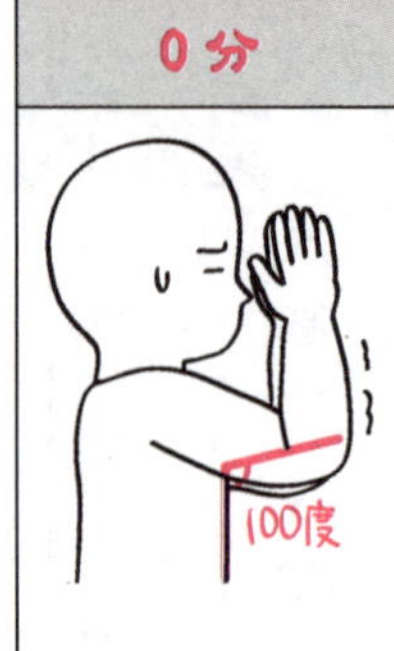	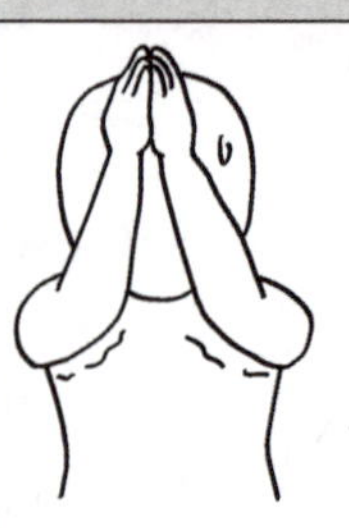	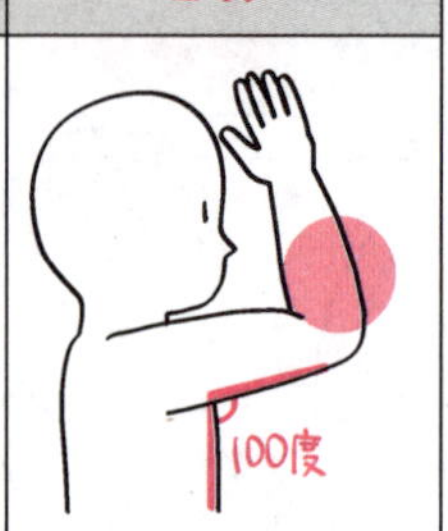

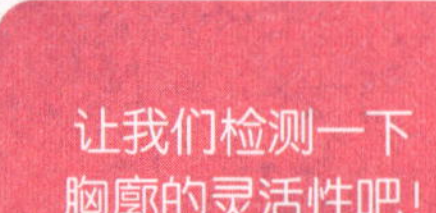

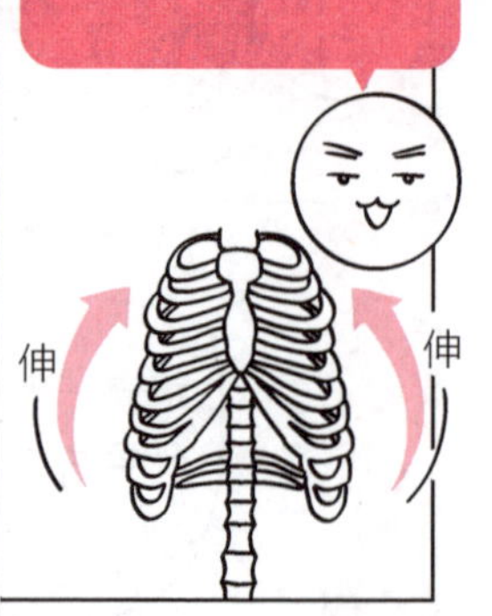

【2】双手交叉背后伸展测试

接下来，看一下胸廓是否变僵硬了！

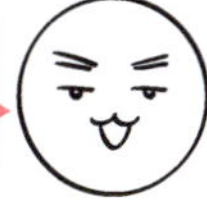

❶双手在背后交叉，伸直两肘。

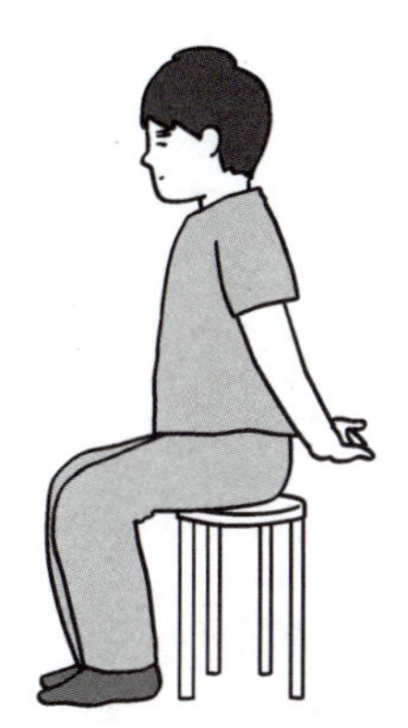

❷躯干向前屈曲的同时，上抬手臂。

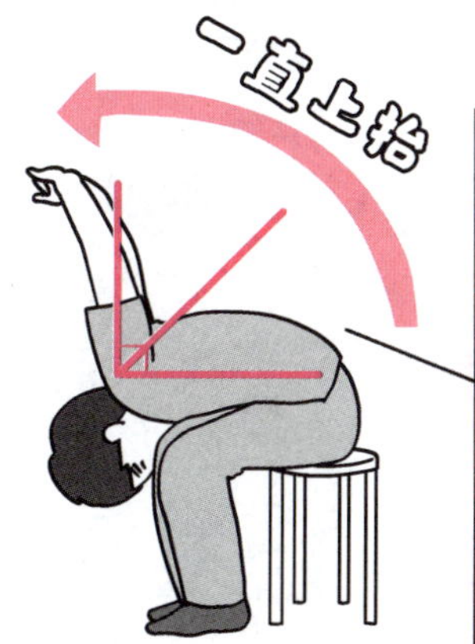

✓自检！

0~45度	0分
46~89度	1分
90度及以上	2分

【3】并脚跟并膝伸展测试

检查髋关节是否能够灵活地与骨盆和膝盖协调联动！

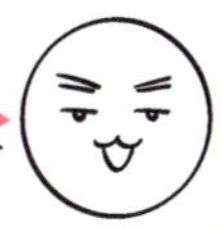

❶保持双肩交叠，抱于胸前，弯腰并倾斜骨盆。

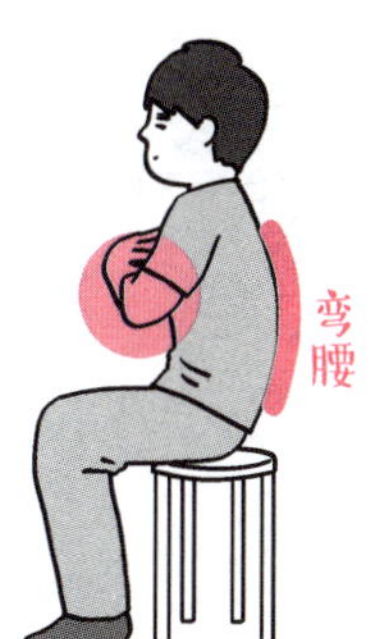

❷保持双侧脚跟、膝盖并拢，手臂贴胸，站立并仰头。

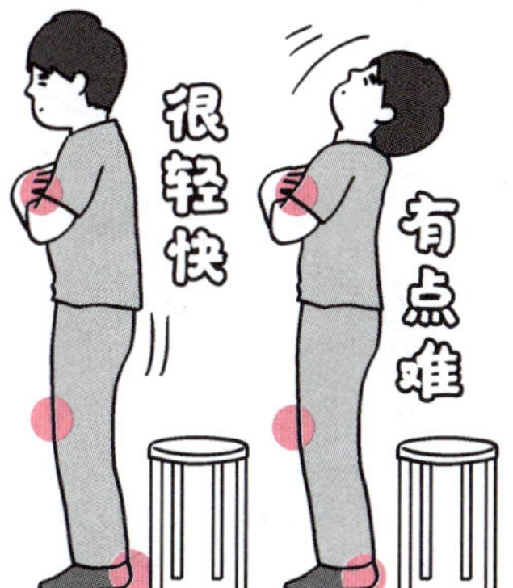

✓自检！

双侧都不能完成伸直膝站立动作	0分
只有单侧能完成伸直膝站立动作	1分
双侧轻松完成伸直膝站立动作	2分

【4】保持高抬大腿测试

若胸廓和髋关节灵活，肌肉的力量应该较强。检查一下大腿肌肉的力量吧！

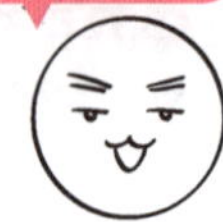

❶一只手扶膝盖，让大腿尽可能地靠近胸。

❷松开手，保持大腿和胸的距离不变。

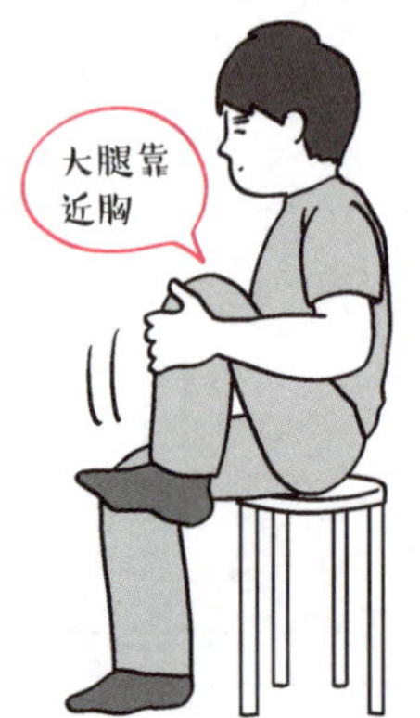
大腿靠近胸

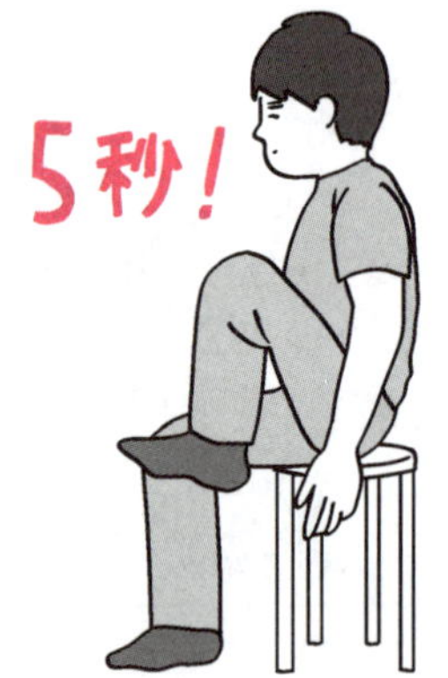
5秒！

✓自检！

大腿不能靠近胸	0分
大腿能靠近胸，但无法保持5秒	1分
大腿能靠近胸，且能保持5秒	2分

让我们通过日常锻炼来改善胸廓和髋关节的灵活性吧！为了确定锻炼的效果，时不时地测试一下吧！

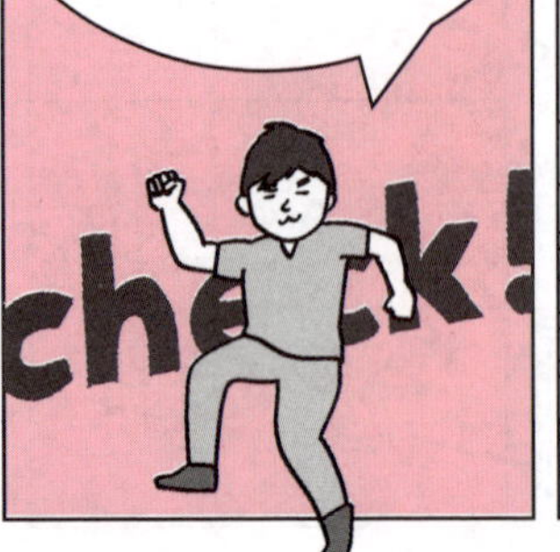
check!

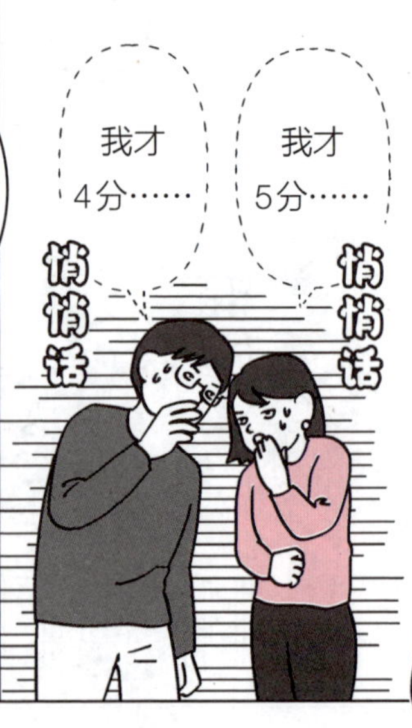
我才4分……
我才5分……
悄悄话
悄悄话

40岁身体健康的人，4个测试的总得分应为8分。

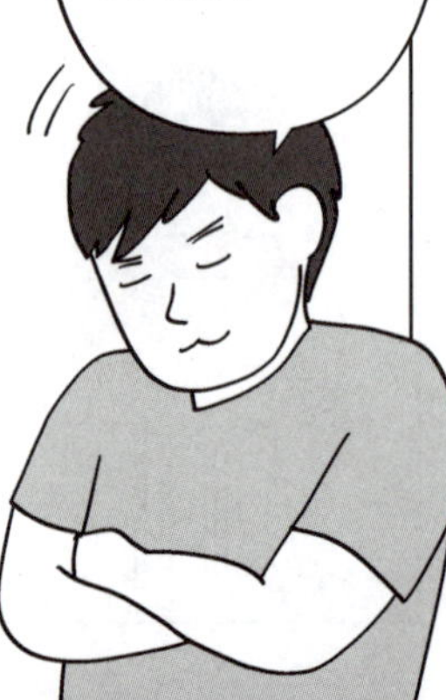

改善一天的运动表现

胸廓、髋关节灵活性1分钟练习，躺着也可以做

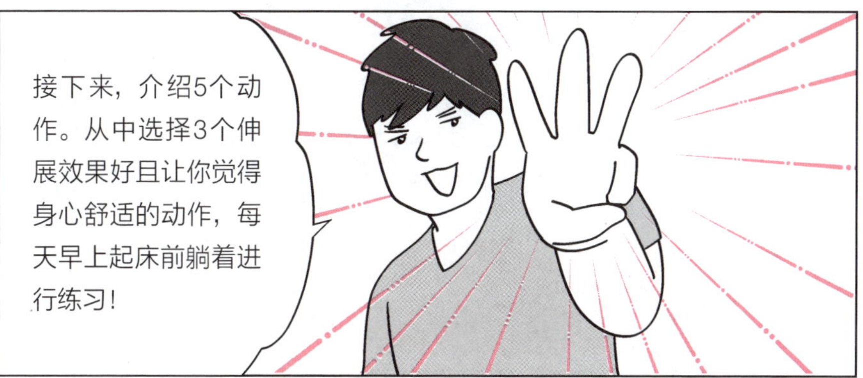

接下来，介绍5个动作。从中选择3个伸展效果好且让你觉得身心舒适的动作，每天早上起床前躺着进行练习！

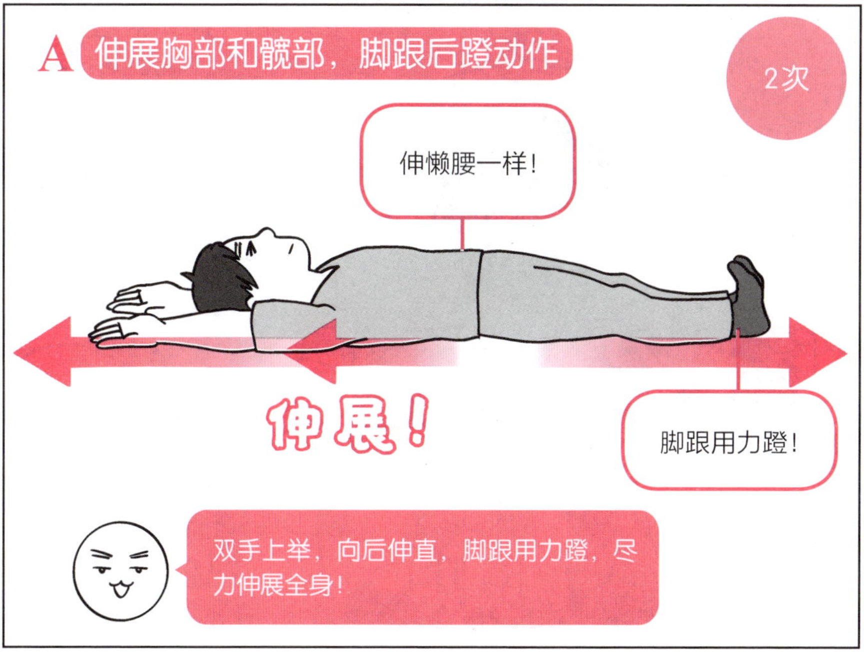

A 伸展胸部和髋部，脚跟后蹬动作

2次

伸懒腰一样！

伸展！

脚跟用力蹬！

双手上举，向后伸直，脚跟用力蹬，尽力伸展全身！

B 髋关节放松，盘腿倒动作

左右各2次

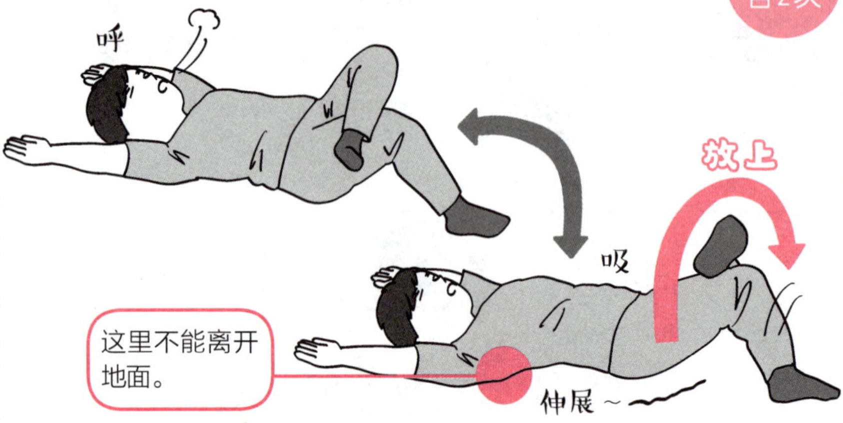

呼

放上

吸

这里不能离开地面。

伸展～

将双手举过头顶，把左脚踝放在右大腿上，右腿慢慢向左侧倒下去，然后恢复原位。
另一侧也一样。感受左右的差别。

C 大腿后侧伸展动作

左右各10次

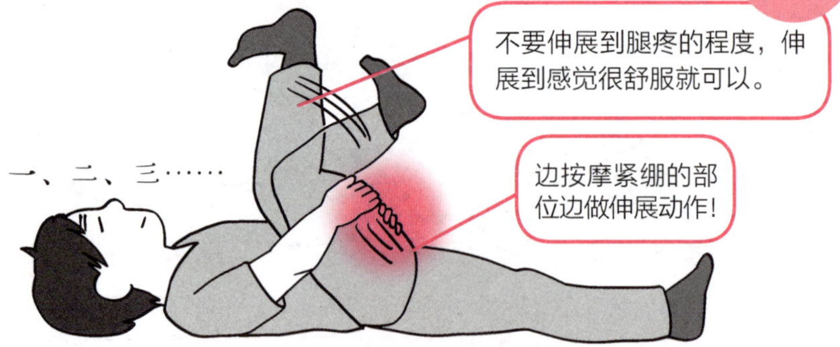

不要伸展到腿疼的程度，伸展到感觉很舒服就可以。

一、二、三……

边按摩紧绷的部位边做伸展动作！

双手抱住一侧腿，让该侧腿向上伸展。
抬起腿的脚跟向上蹬时，大腿后面会感到紧绷。
一边按摩紧绷的地方，一边有节奏地做屈伸动作。

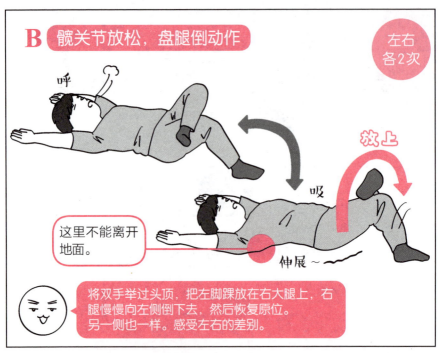

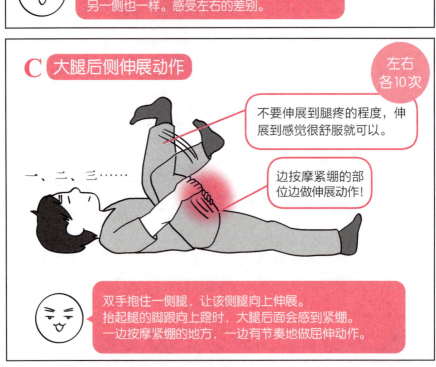

D 胸骨放松，拱桥动作

上下
5次

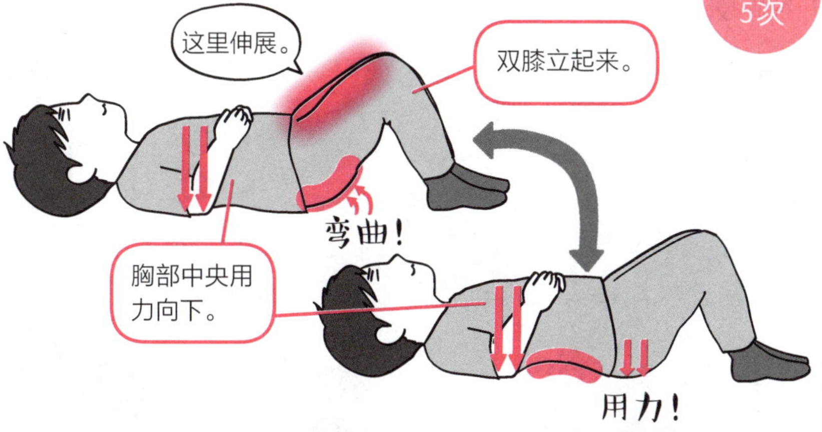

这里伸展。

双膝立起来。

弯曲！

胸部中央用力向下。

用力！

肘关节与地面接触，双手轻轻地放在胸部，抬起臀部。伸展大腿前侧肌肉，接下来让臀部落在地面上。肘关节撑着，腰部做拱桥练习。

E 放松上背部，肩胛骨上抬动作

上下
5次

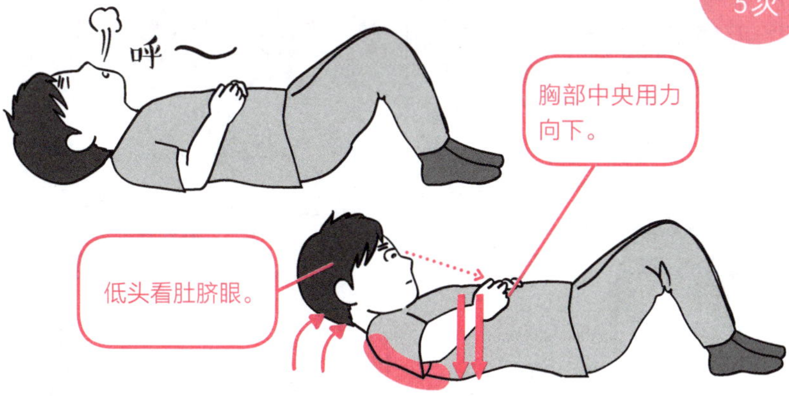

呼～

胸部中央用力向下。

低头看肚脐眼。

双手轻轻地放在胸部中央，肘关节支撑在地面上，肩胛骨向上抬起，然后慢慢地恢复原位。

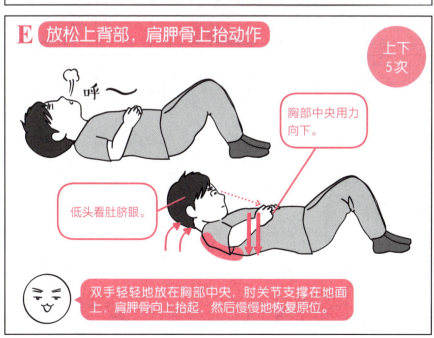

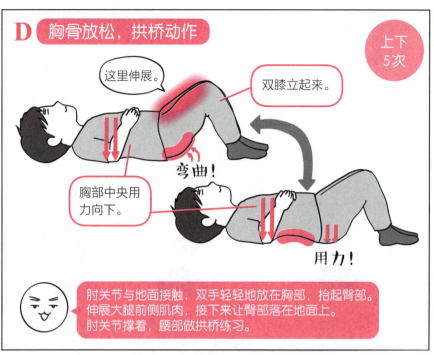

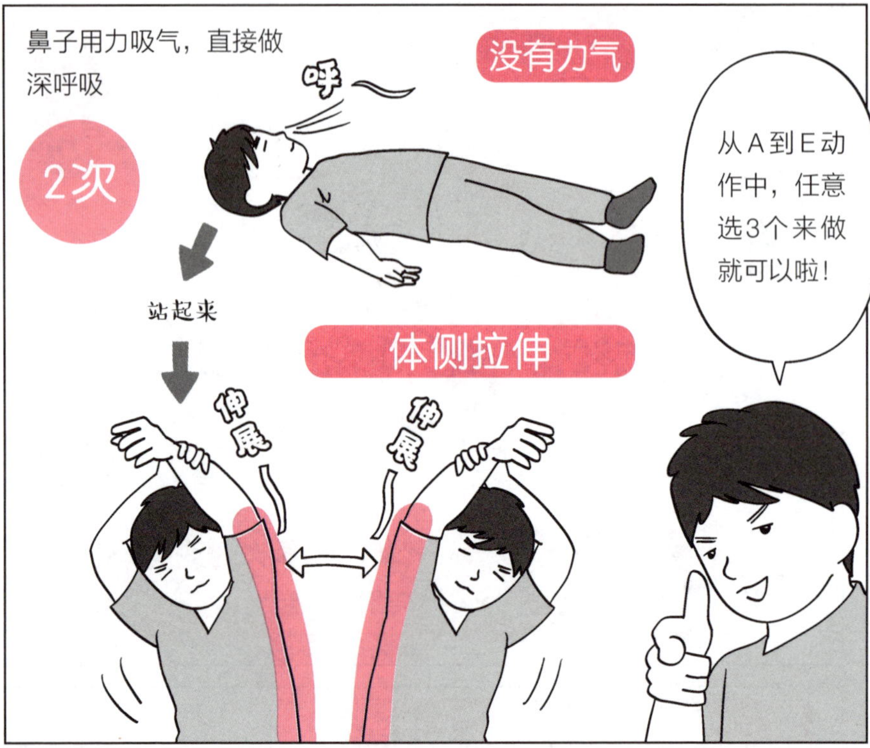

鼻子用力吸气，直接做深呼吸

呼～

没有力气

2次

从A到E动作中，任意选3个来做就可以啦！

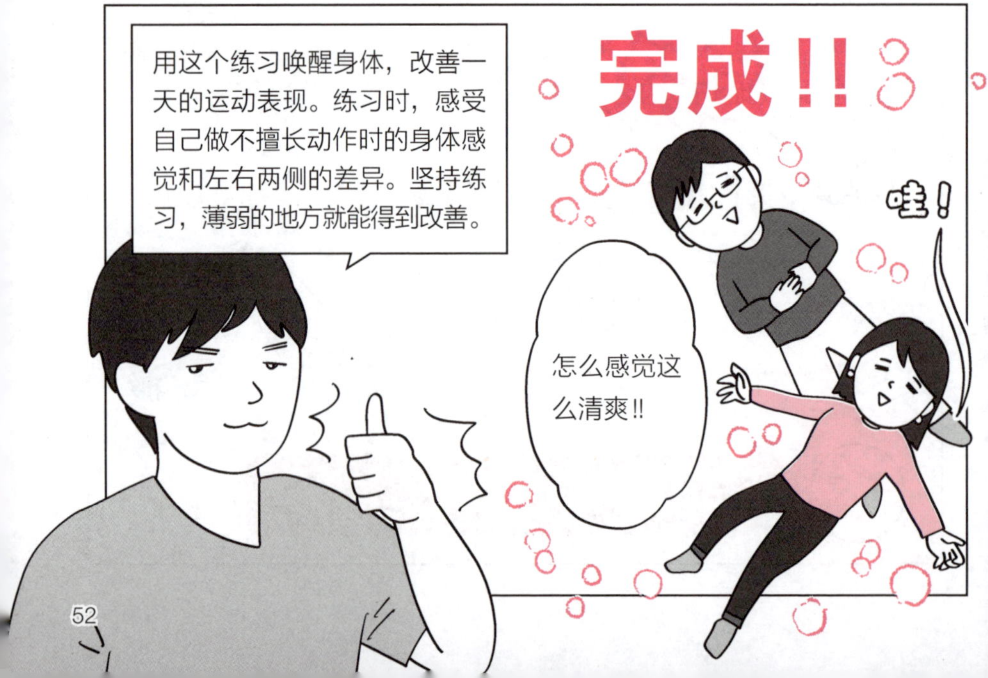

站起来

体侧拉伸

伸展

伸展

用这个练习唤醒身体，改善一天的运动表现。练习时，感受自己做不擅长动作时的身体感觉和左右两侧的差异。坚持练习，薄弱的地方就能得到改善。

完成!!

哇！

怎么感觉这么清爽!!

比起强力按摩，“轻轻松解”更有效

什么是适当的按摩强度

在来我诊所接受康复的受慢性疼痛困扰的患者中，有很多在按摩时用力过猛，这样反而使症状加重。在很长一段时间里，他们都为改善自己的疼痛付出了很多努力，但结果却是，由于物理刺激过强，症状反而恶化。

我询问这些患者使用的是什么样的按摩方法，很多人表示，他们会用工具用力地刺激比较疼的地方，直到感到很强烈但似乎又很舒服的疼痛为止。第二天，身体上还有昨日按摩带来的反应，全身感到没有力气，一点也不想动。很明显，这种做法有些过度。

事实上，对筋膜、肌肉和关节等进行自我保养时，使用温和的刺激就足够了。手指和患处密切接触，轻轻地摩擦患处的表面。很多人会产生“这么轻轻按摩能有效吗”的疑问，但其实这种力度才是合适的。

很多人由于经常用手按摩感到很累、手指有损伤或疼痛问题等，开始使用筋膜枪，但需要注意它的使用方法。筋膜枪是很好的按摩工具，但是绝对不能用筋膜枪重重地按压患处。用多大的力度进行按压，是由疼痛的情况决定的。避免直接重重地按压，可以分阶段地适当加强按压的力度。

一开始，请使用最低的按压力度挡位。并不是力度越大，效果越好，需小心、谨慎地提高挡位。一定不要忘记，过度按摩会使筋膜更加僵硬，症状更加明显。

此外，在市面上，筋膜枪的价格从几十元到几千元不等，很多人会来询问我，买多少钱的或什么样的筋膜枪比较好。遇到这种情况时，我会拿出我的筋膜枪，告诉他们，普通的就可以了，能很好地松解身体。几年前，我买筋膜枪的时候花了几百元，它不是很贵的产品，但是也很好用，大家可以根据自己的情况进行购买。

第2章

常见的疼痛和损伤

筋膜松解

4 自己也知道姿势不对

通过“日常牵引”变轻松

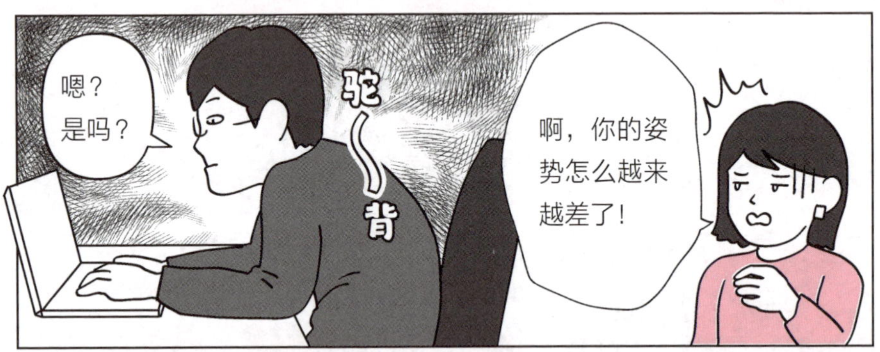

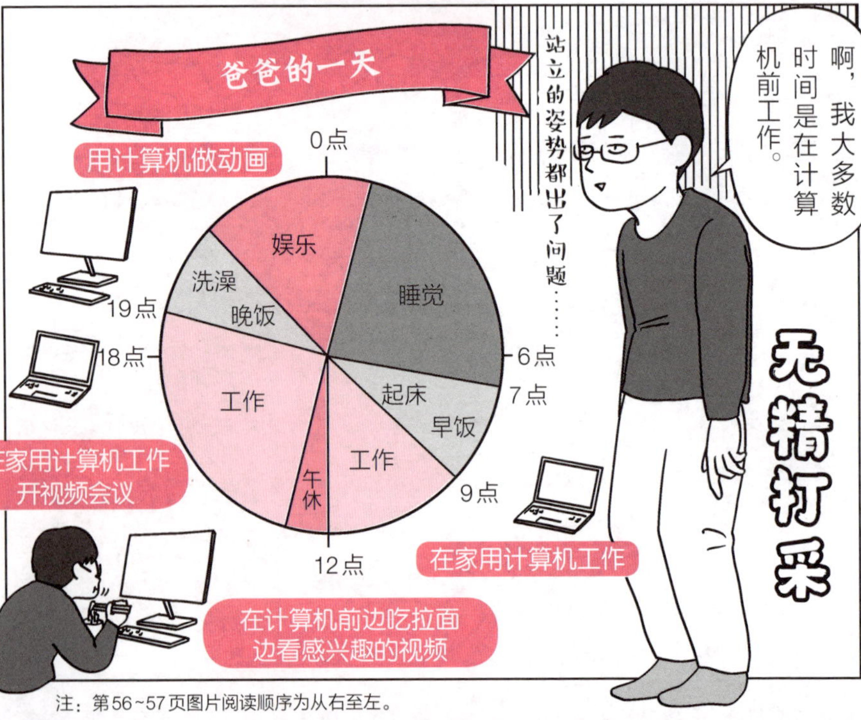

啊，我大多数时间是在计算机前工作。

站立的姿势都出了问题……

无精打采

爸爸的一天

0点
睡觉
6点
起床
7点
早饭
9点
工作
12点
午休
工作
18点
晚饭
19点
洗澡
娱乐

在家用计算机工作

在计算机前边吃拉面边看感兴趣的视频

在家用计算机工作开视频会议

用计算机做动画

注：第56~57页图片阅读顺序为从右至左。

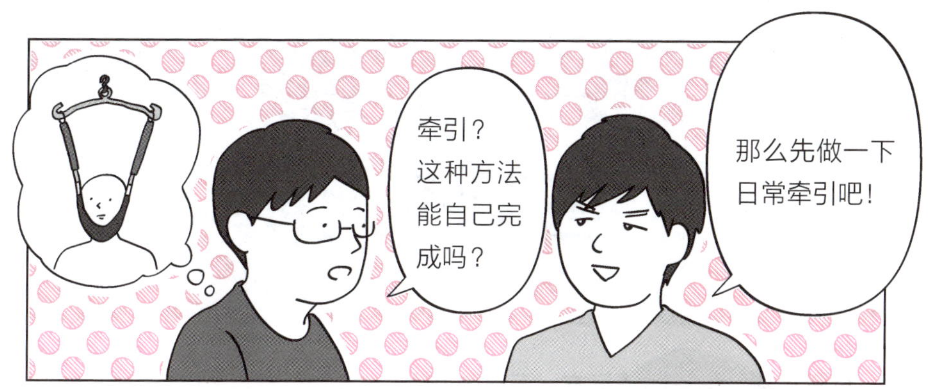

那么先做一下日常牵引吧!
牵引？这种方法能自己完成吗？

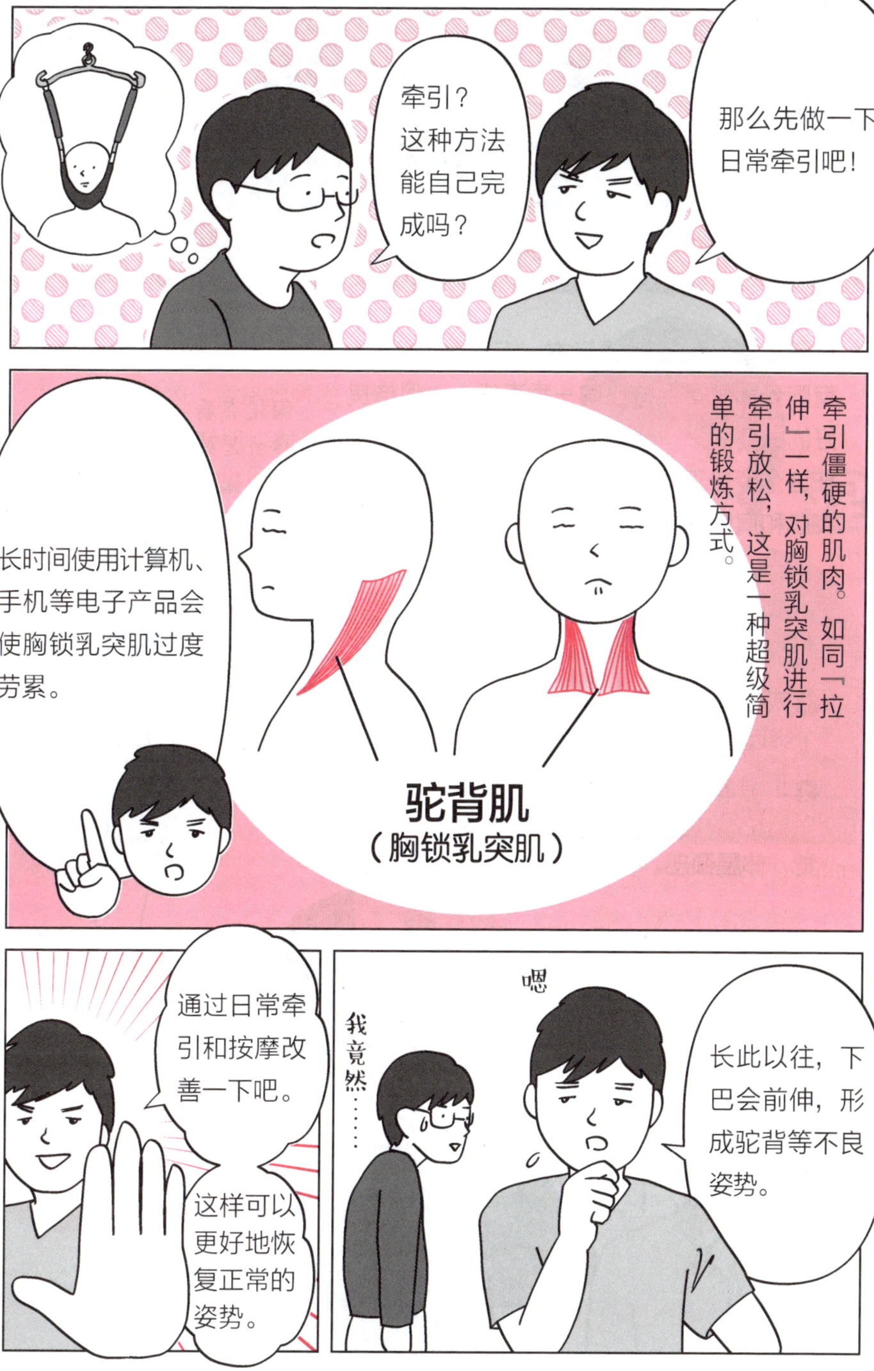

牵引僵硬的肌肉。如同『拉伸』一样，对胸锁乳突肌进行牵引放松，这是一种超级简单的锻炼方式。

驼背肌（胸锁乳突肌）

长时间使用计算机、手机等电子产品会使胸锁乳突肌过度劳累。

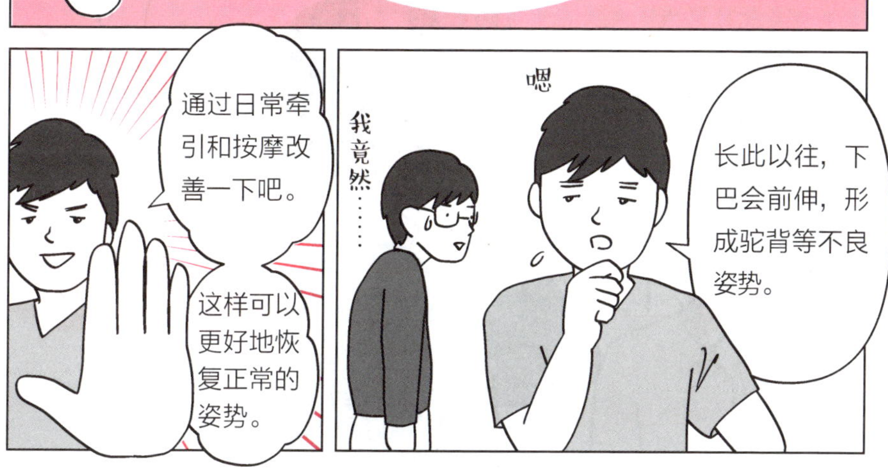

长此以往，下巴会前伸，形成驼背等不良姿势。
嗯
我竟然……
通过日常牵引和按摩改善一下吧。
这样可以更好地恢复正常的姿势。

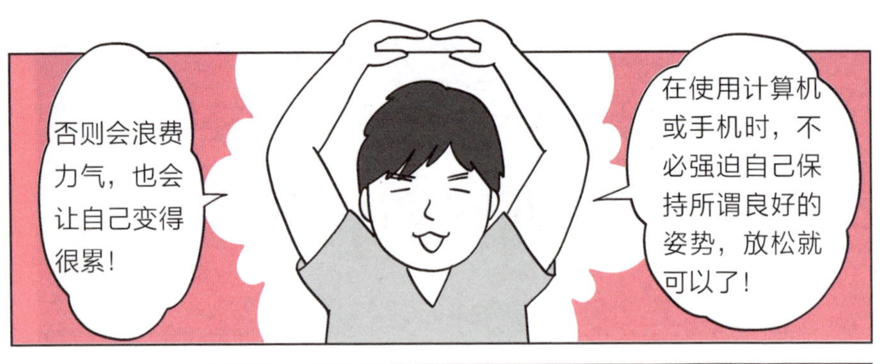
在使用计算机或手机时，不必强迫自己保持所谓良好的姿势，放松就可以了！
否则会浪费力气，也会让自己变得很累！

在日常牵引中，肩胛骨和骶骨一开始位于同一垂直线上，这就是自然状态下的站立姿势。

自然状态姿势『站立位』

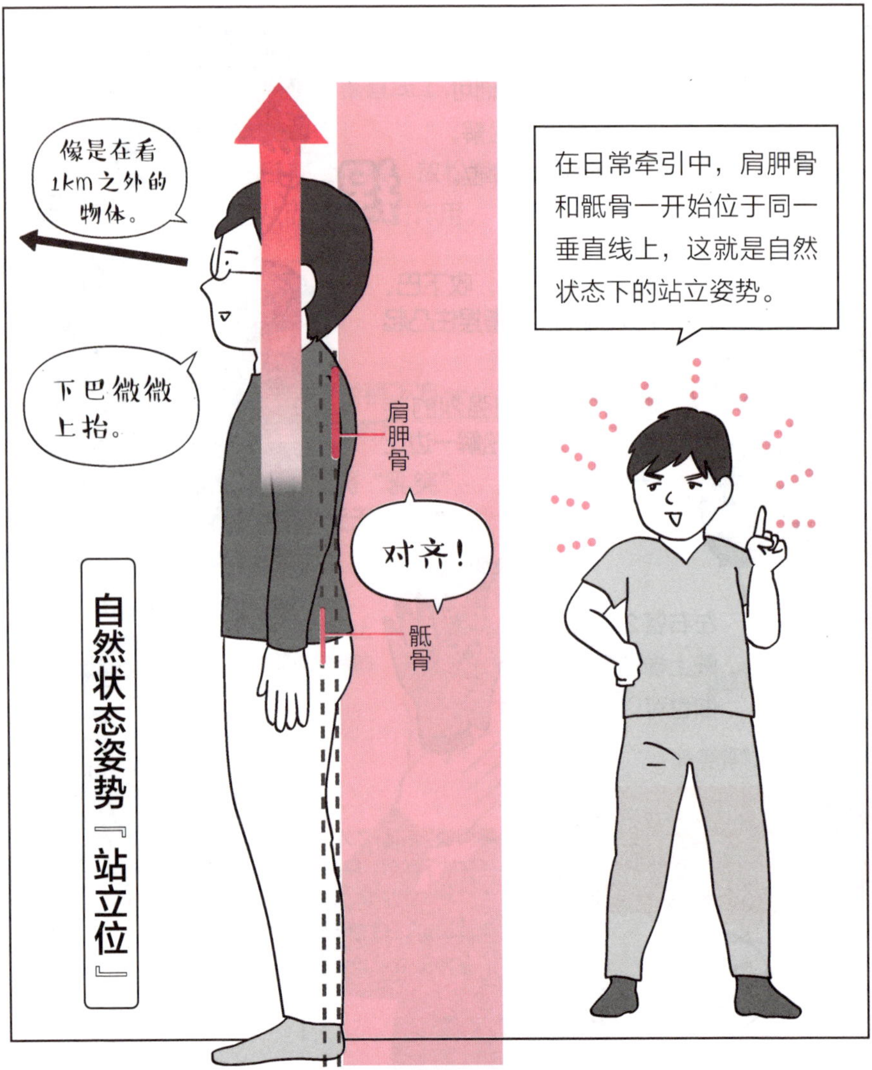

像是在看1km之外的物体。

下巴微微上抬。

肩胛骨

对齐！

骶骨

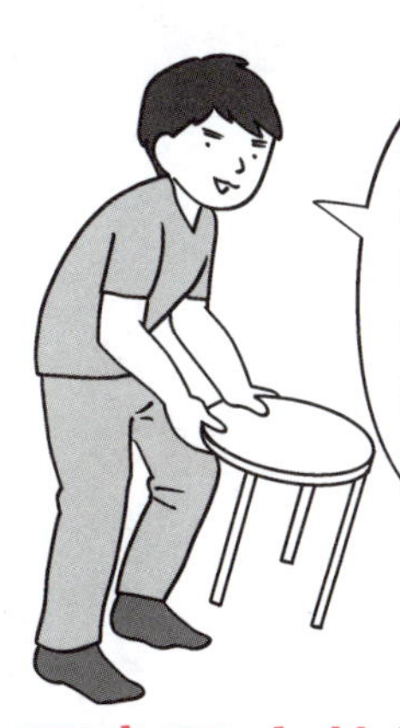

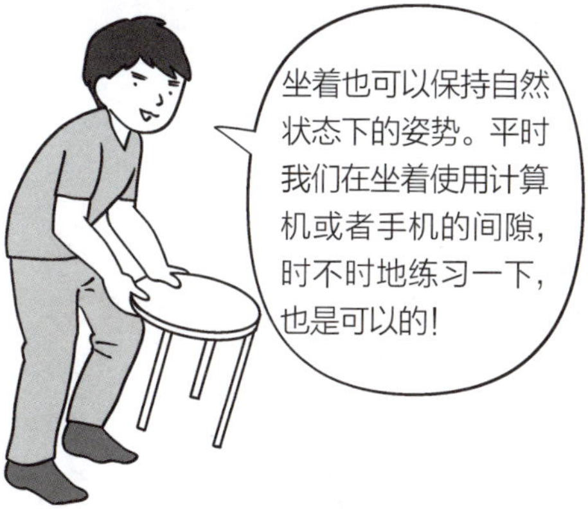

坐着也可以保持自然状态下的姿势。平时我们在坐着使用计算机或者手机的间隙，时不时地练习一下，也是可以的！

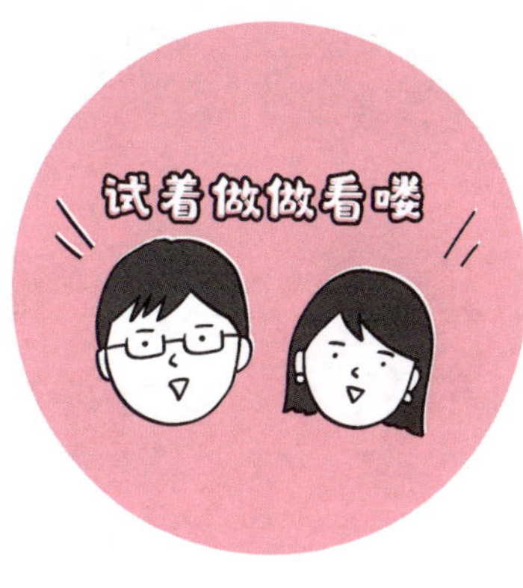

不容易疲劳的自然状态姿势（坐位）

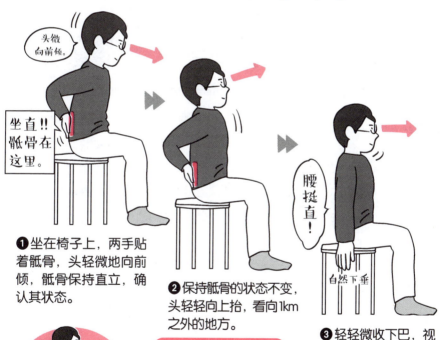

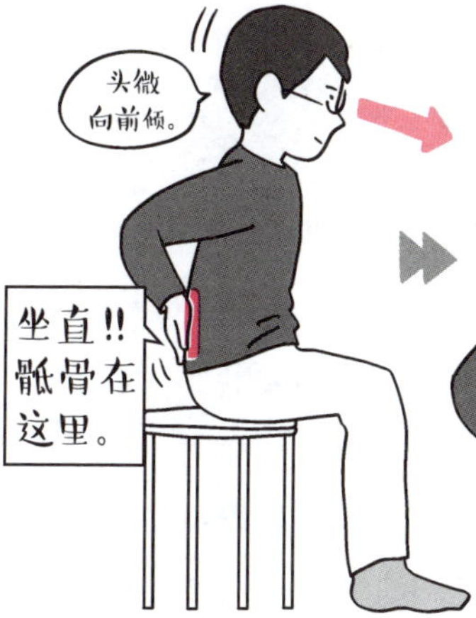

头微向前倾。

坐直!! 骶骨在这里。

❶坐在椅子上，两手贴着骶骨，头轻微地向前倾，骶骨保持直立，确认其状态。

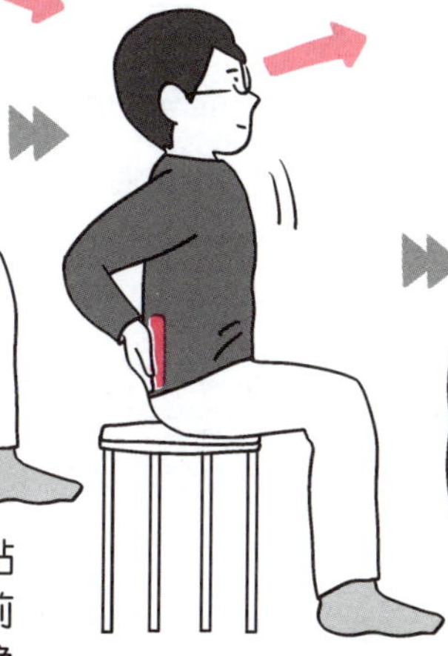

❷保持骶骨的状态不变，头轻轻向上抬，看向1km之外的地方。

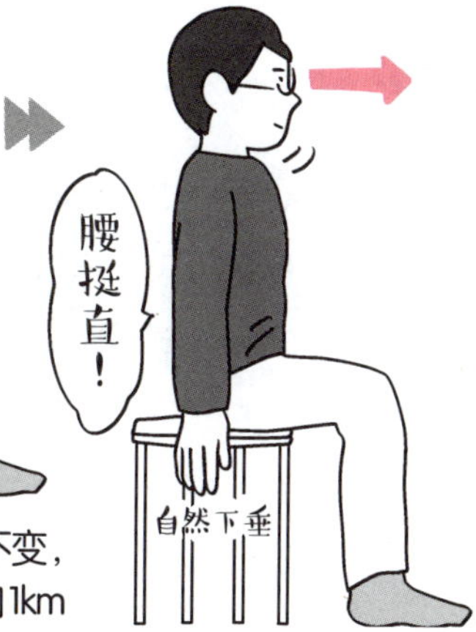

腰挺直！

自然下垂

❸轻轻微收下巴，视线回到正前方，松开双手，放松身体。即使放松身体，也不要弯腰哦，保持这个状态就可以了！

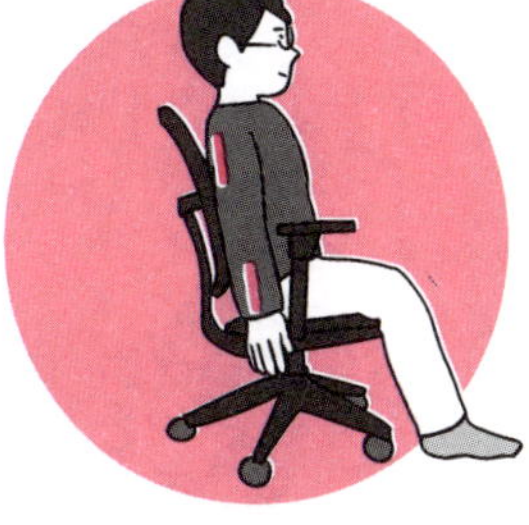

使用有靠背的椅子也可以，但肩胛骨和骶骨要在同一垂直线上。

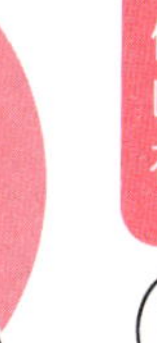

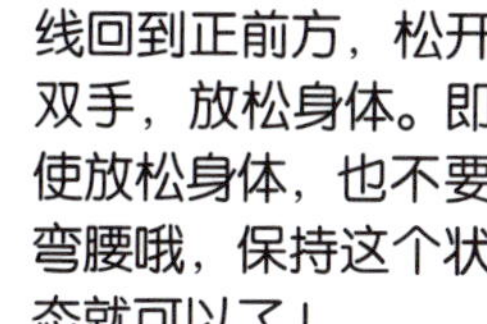

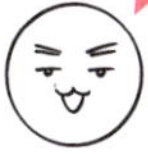

以"胸部中央"为中心进行运动，可以使身体活动更加自如

超有效的身体活动方法

用正确的方法活动身体，就能避免身体某个部位承受过多的负担，从而使活动更有效率，身体也会感到很轻松。

那我们该怎么做呢？一个简单的方法就是将注意力集中在"胸部中央"。一开始，我们需要集中注意力；习惯了之后，我们的身体会以"胸部中央"为中心进行运动。大家在形成习惯之前，需要注意一下这一点，这样就可以以更轻松的方式活动。

"胸部中央"指身体深层肌肉保持平衡时的中心，其更为专业的名称为"上半身质量中心"。它位于胸部和肚脐之间凹陷的地方。

尝试在呼吸时将这个地方提高2cm，看看腰是否自然就直立起来了？每次进行身体活动前，都要记得通过呼吸提升这2cm，形成习惯吧！有效活动身体的方式还有很多，但如果关注点过多，反而会引发不必要的紧张，这会导致过度用力，适得其反。因此，只要专注于"胸部

“胸部中央”的位置

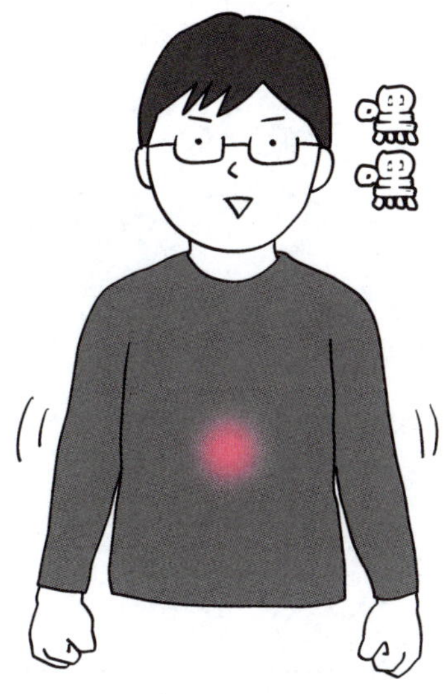

中央”就可以了。无论做什么，都要以“胸部中央”为中心去运动。按照这种方式进行活动，身体的很多肌肉就不会过度紧张，这可以让我们在活动时更加自如，提高运动效率。

筋膜松解

5 早晨后背就很僵硬

用“后背松解法”瞬间轻松

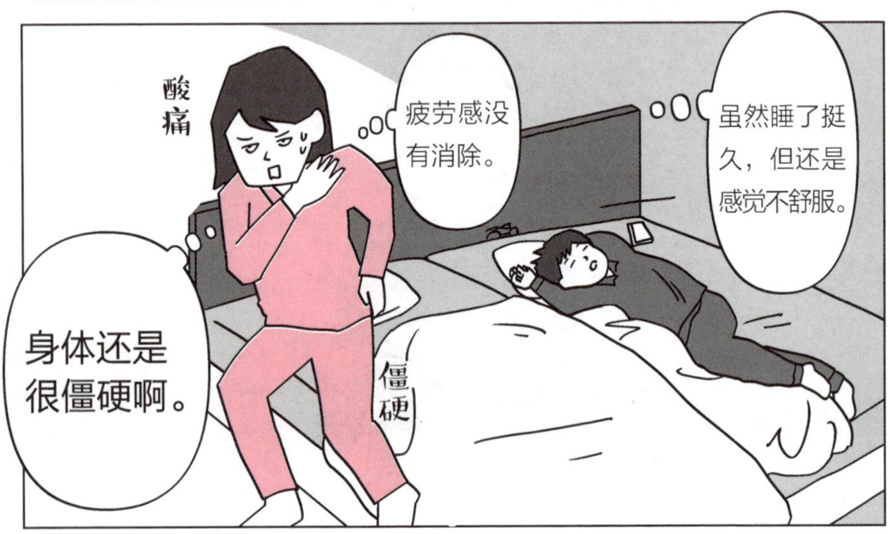

虽然睡了挺久，但还是感觉不舒服。
疲劳感没有消除。
酸痛
身体还是很僵硬啊。
僵硬

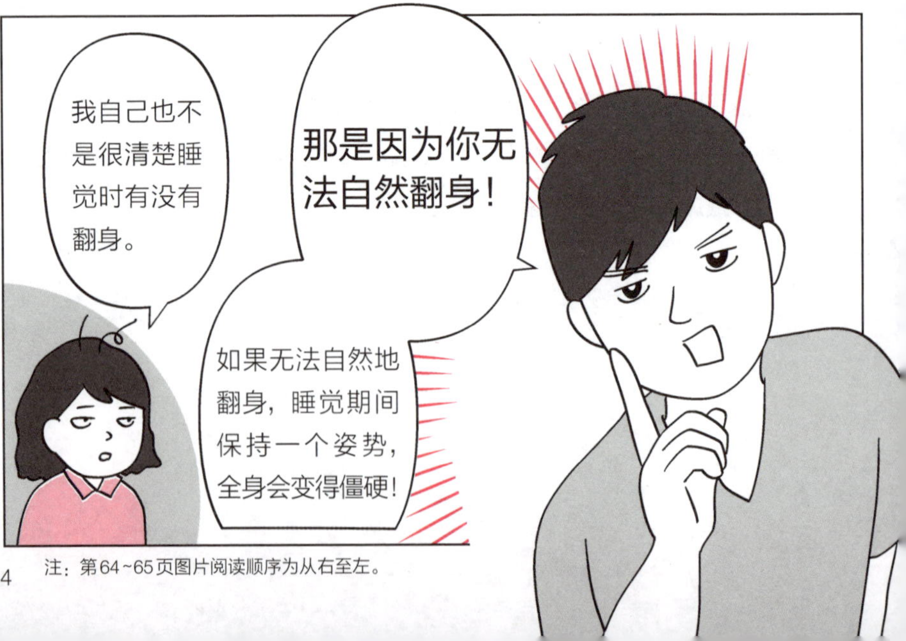

那是因为你无法自然翻身！

我自己也不是很清楚睡觉时有没有翻身。

如果无法自然地翻身，睡觉期间保持一个姿势，全身会变得僵硬！

注：第64~65页图片阅读顺序为从右至左。

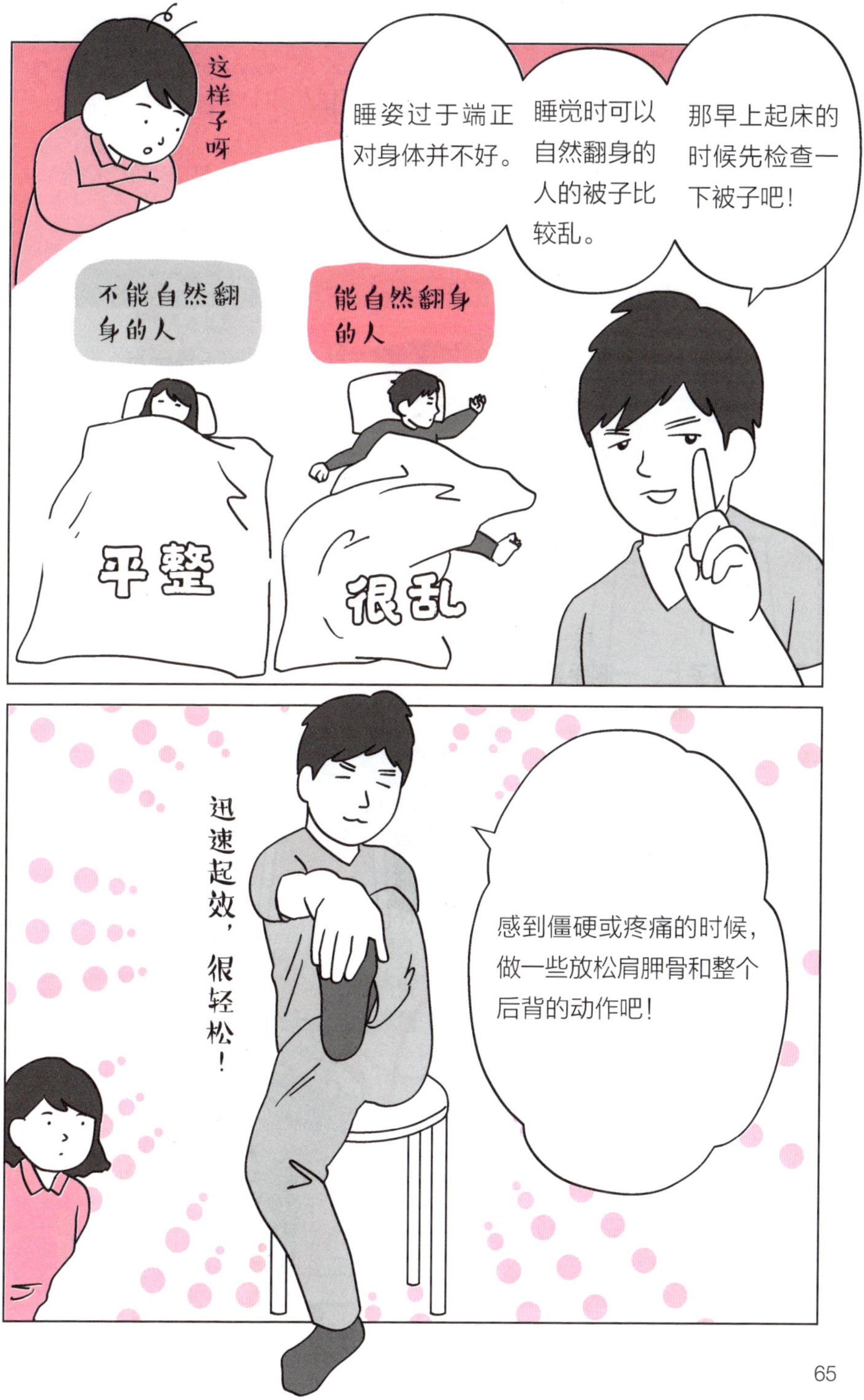

这样子呀
睡姿过于端正对身体并不好。
睡觉时可以自然翻身的人的被子比较乱。
那早上起床的时候先检查一下被子吧！
不能自然翻身的人
能自然翻身的人
平整
很乱
迅速起效，很轻松！
感到僵硬或疼痛的时候，做一些放松肩胛骨和整个后背的动作吧！

筋膜松解

6 腿抽筋了

在腿快要抽筋的时候“放松小腿肌肉”

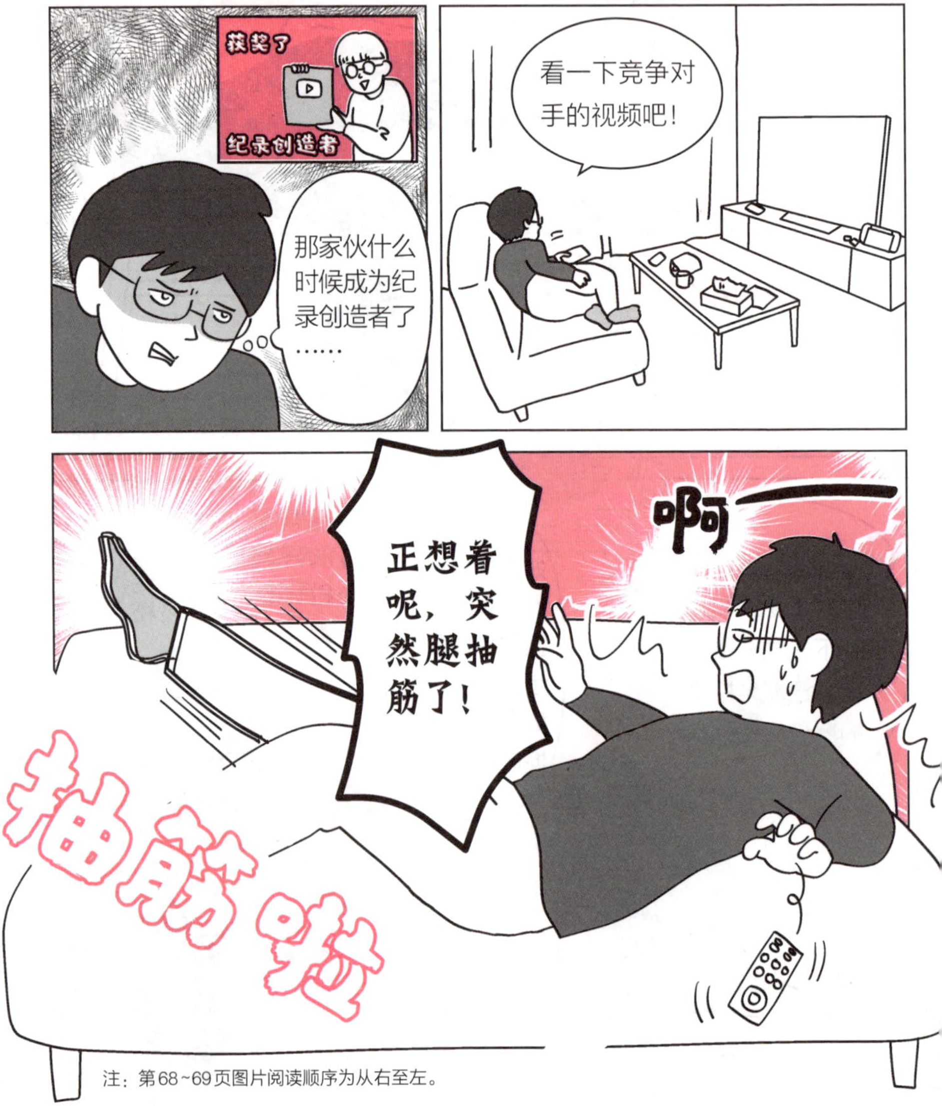

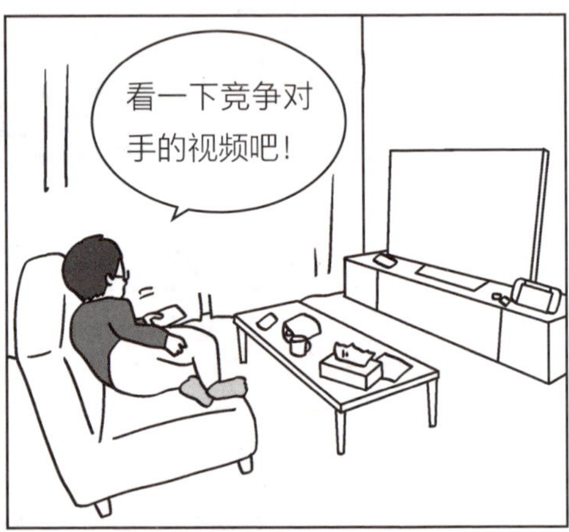

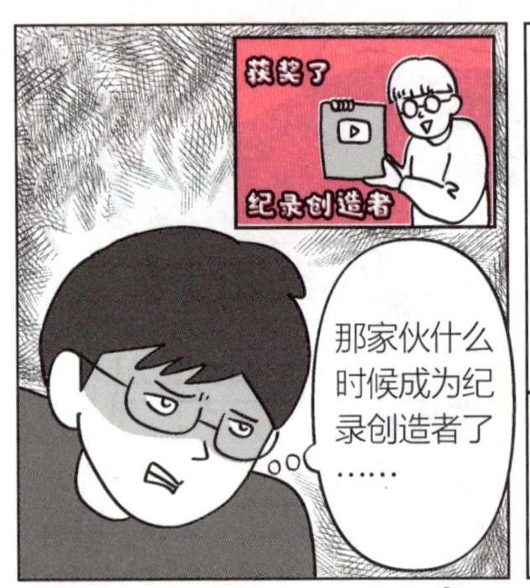

正想着呢，突然腿抽筋了！

啊——

抽筋啦

注：第68~69页图片阅读顺序为从右至左。

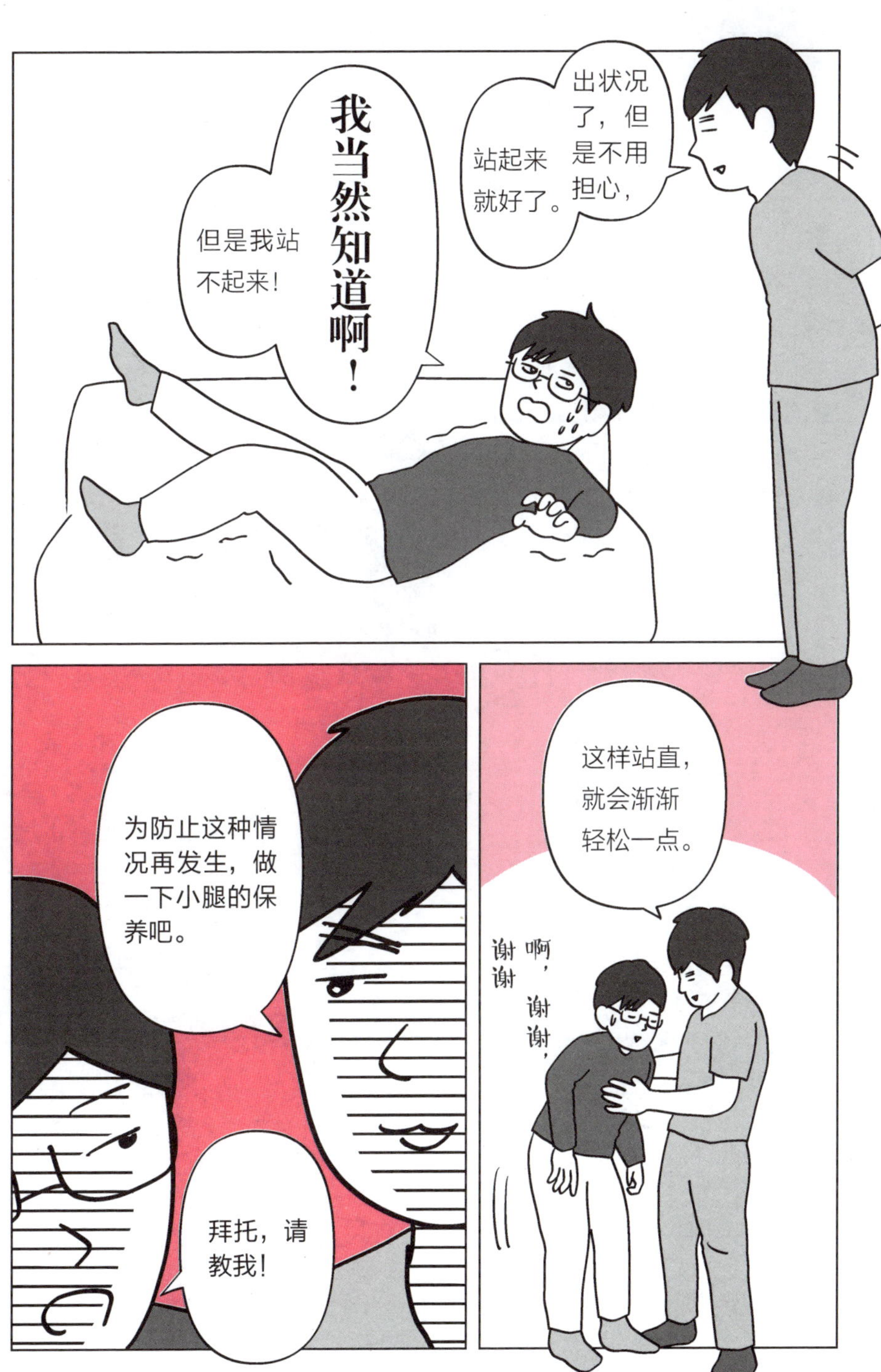
出状况了，但是不用担心，
站起来就好了。
我当然知道啊！
但是我站不起来！
为防止这种情况再发生，做一下小腿的保养吧。
拜托，请教我！
这样站直，就会渐渐轻松一点。
啊，谢谢，
谢谢

改善血液循环、防止抽筋

松解小腿肚

在小腿接近表层的地方有两块重叠的肌肉，上层是腓肠肌，下层是比目鱼肌。对于容易抽筋的小腿，请尝试将手指伸入腓肠肌和比目鱼肌间隔进行按摩！

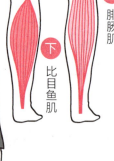

上 腓肠肌

下 比目鱼肌

踮起脚尖的时候，小腿上会出现肌肉间的间隔，将手指伸入间隔中。

这里!!

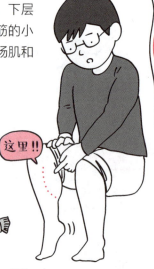

❶将经常抽筋的腿放在对侧大腿上，将手指伸入前文所述位置进行按摩。

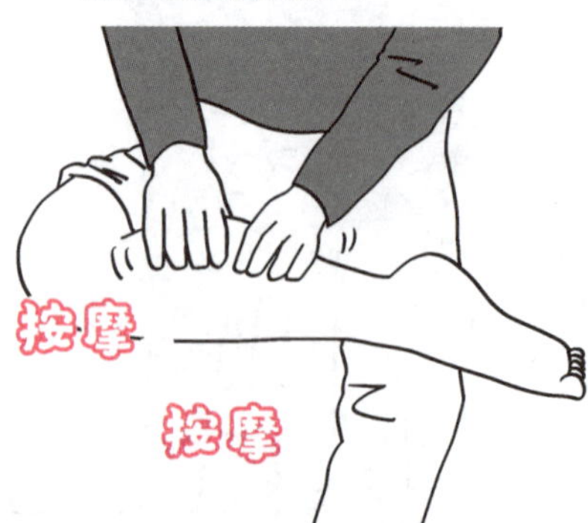

❷双手捏住小腿，拧一拧，然后恢复原位。

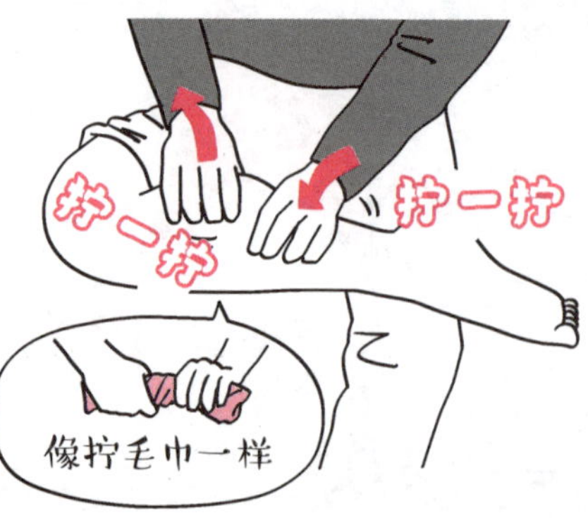

促进末梢血液循环

松解脚趾

脚趾活动受限也是经常抽筋的诱因。做一下脚趾的松解动作吧！

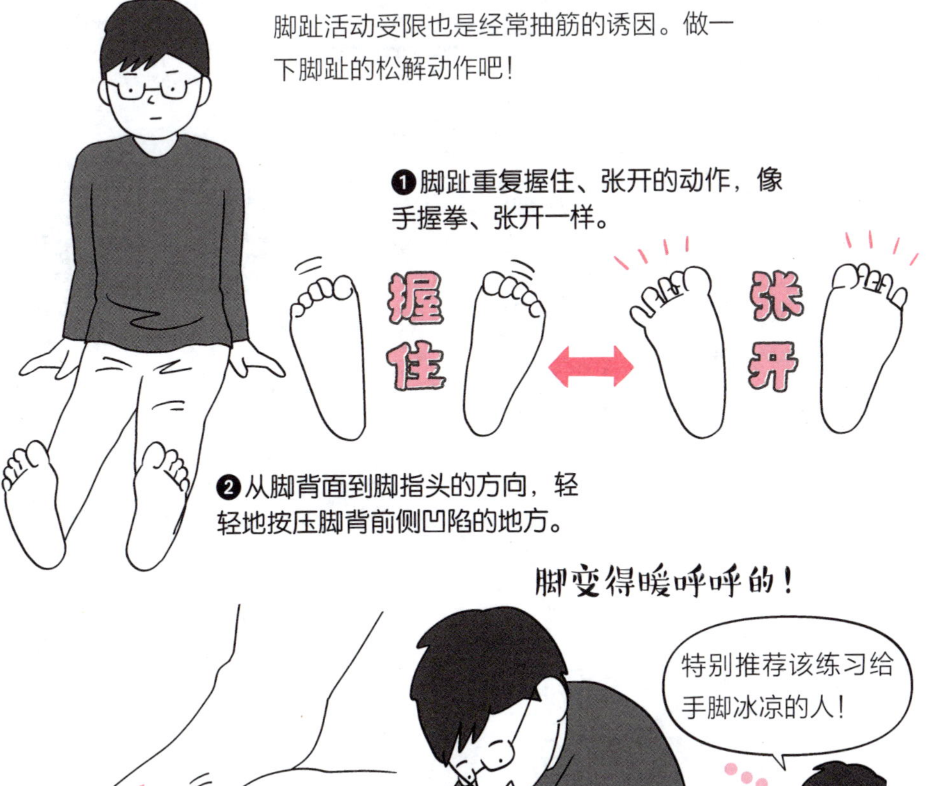

❶脚趾重复握住、张开的动作，像手握拳、张开一样。

❷从脚背面到脚指头的方向，轻轻地按压脚背前侧凹陷的地方。

脚变得暖呼呼的！

特别推荐该练习给手脚冰凉的人！

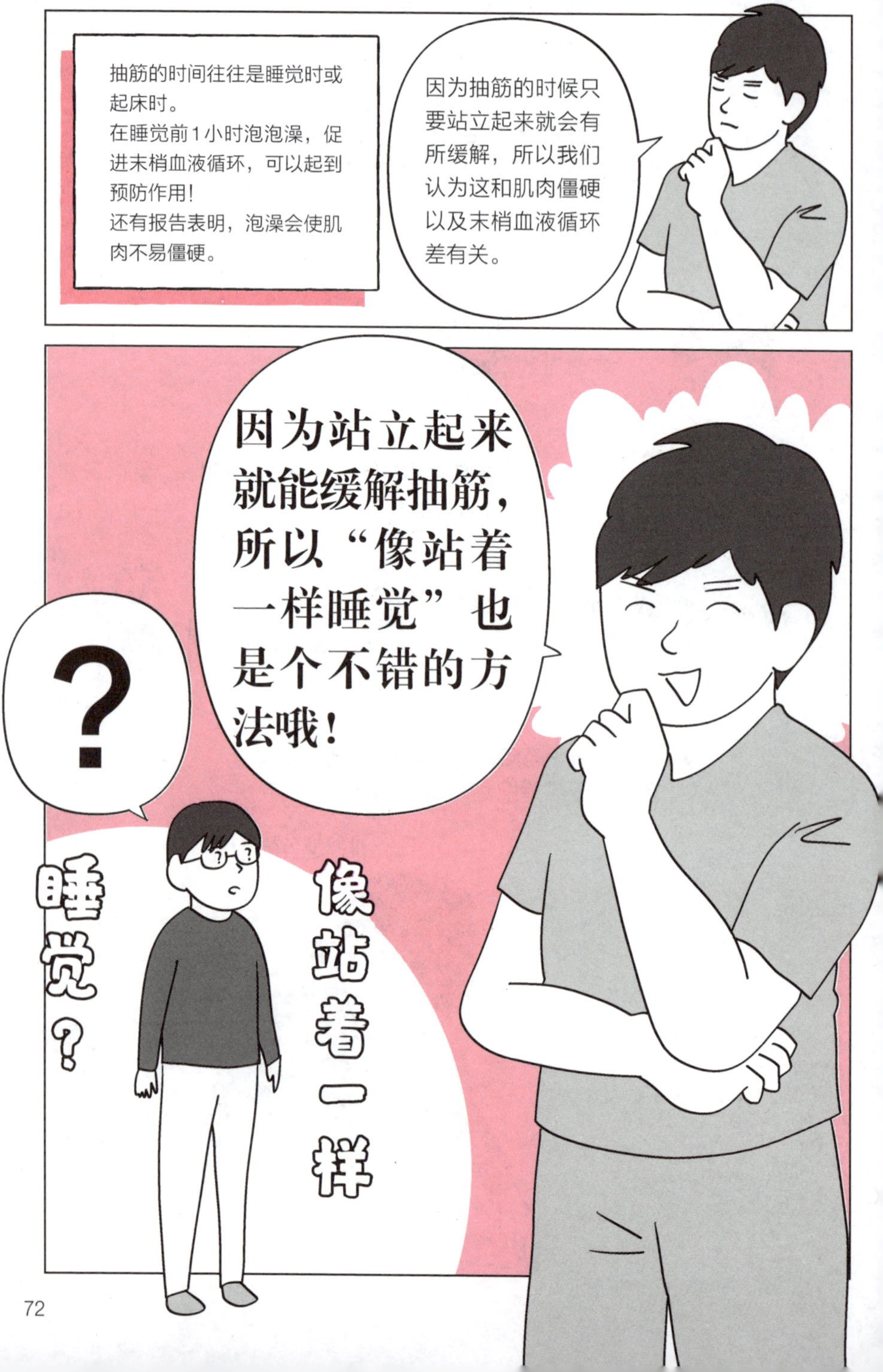

抽筋的时间往往是睡觉时或起床时。
在睡觉前1小时泡泡澡，促进末梢血液循环，可以起到预防作用！
还有报告表明，泡澡会使肌肉不易僵硬。

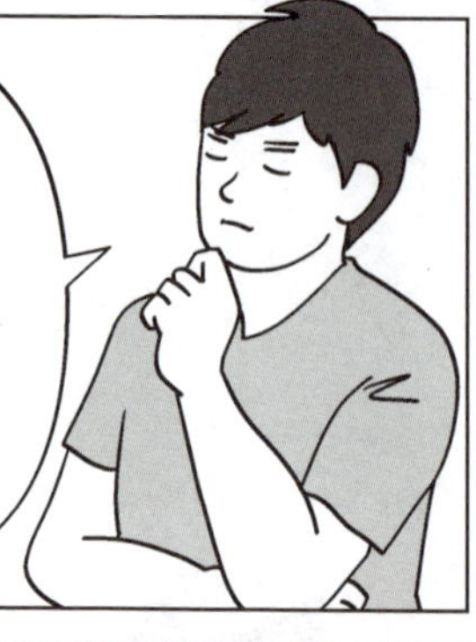
因为抽筋的时候只要站立起来就会有所缓解，所以我们认为这和肌肉僵硬以及末梢血液循环差有关。
因为站立起来就能缓解抽筋，所以“像站着一样睡觉”也是个不错的方法哦！
？
像站着一样
睡觉？

像站着一样睡觉

预防腿抽筋

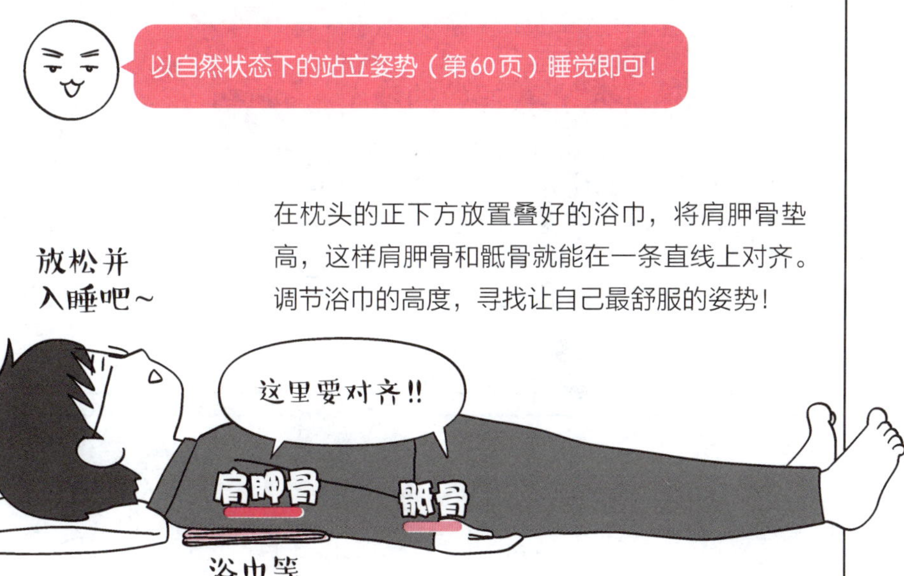

以自然状态下的站立姿势（第60页）睡觉即可！
在枕头的正下方放置叠好的浴巾，将肩胛骨垫高，这样肩胛骨和骶骨就能在一条直线上对齐。调节浴巾的高度，寻找让自己最舒服的姿势！
放松并入睡吧~
这里要对齐!!
肩胛骨
骶骨
浴巾等

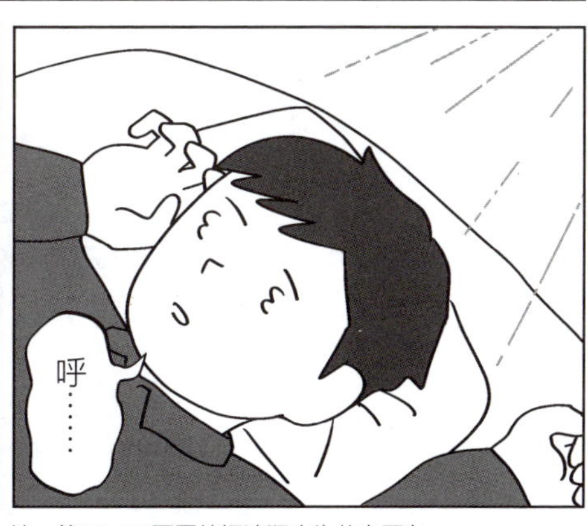

呼……

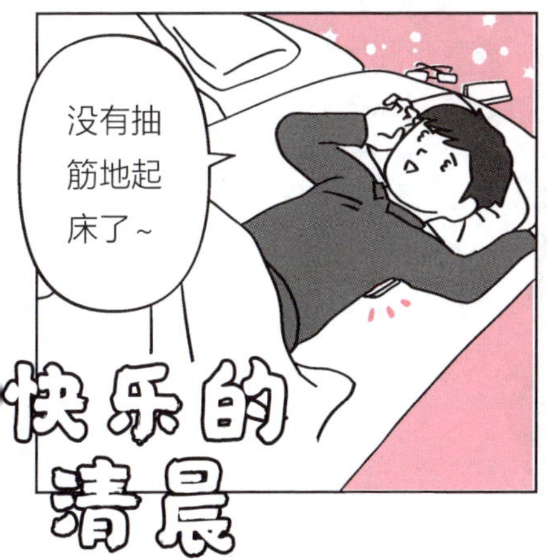

没有抽筋地起床了~
快乐的清晨

注：第73~77页图片阅读顺序为从右至左。

筋膜松解

7 浮肿得仿佛没有脚腕

“转一转大腿根”变轻松

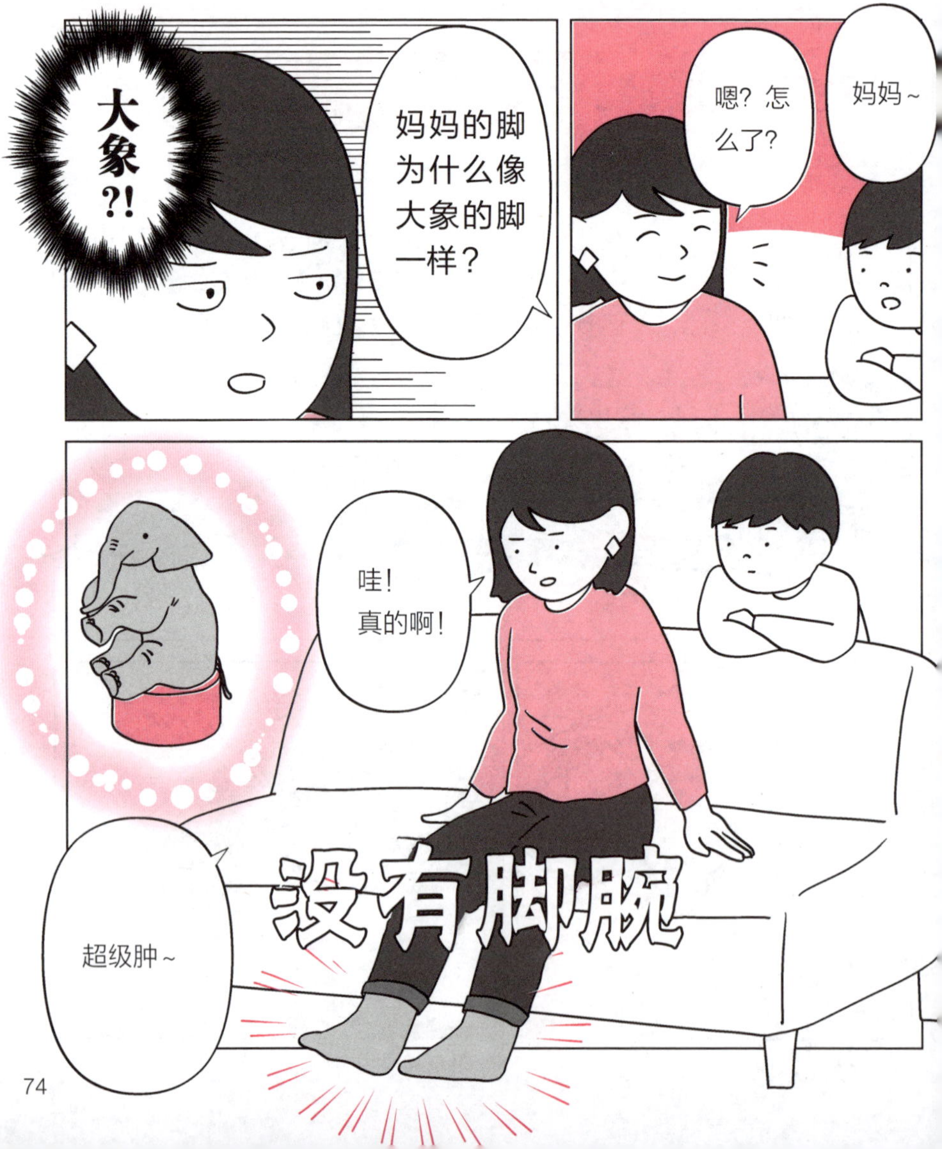

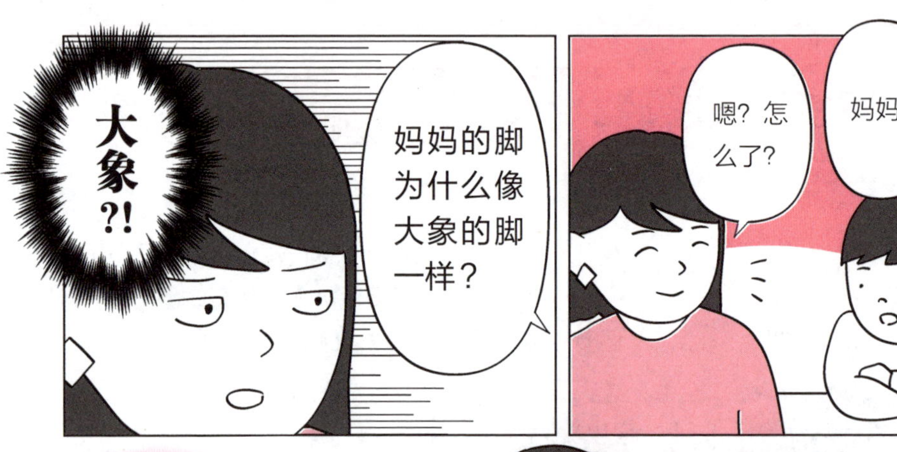

妈妈～
嗯？怎么了？
妈妈的脚为什么像大象的脚一样？
大象?!

哇！真的啊！

超级肿～

没有脚腕

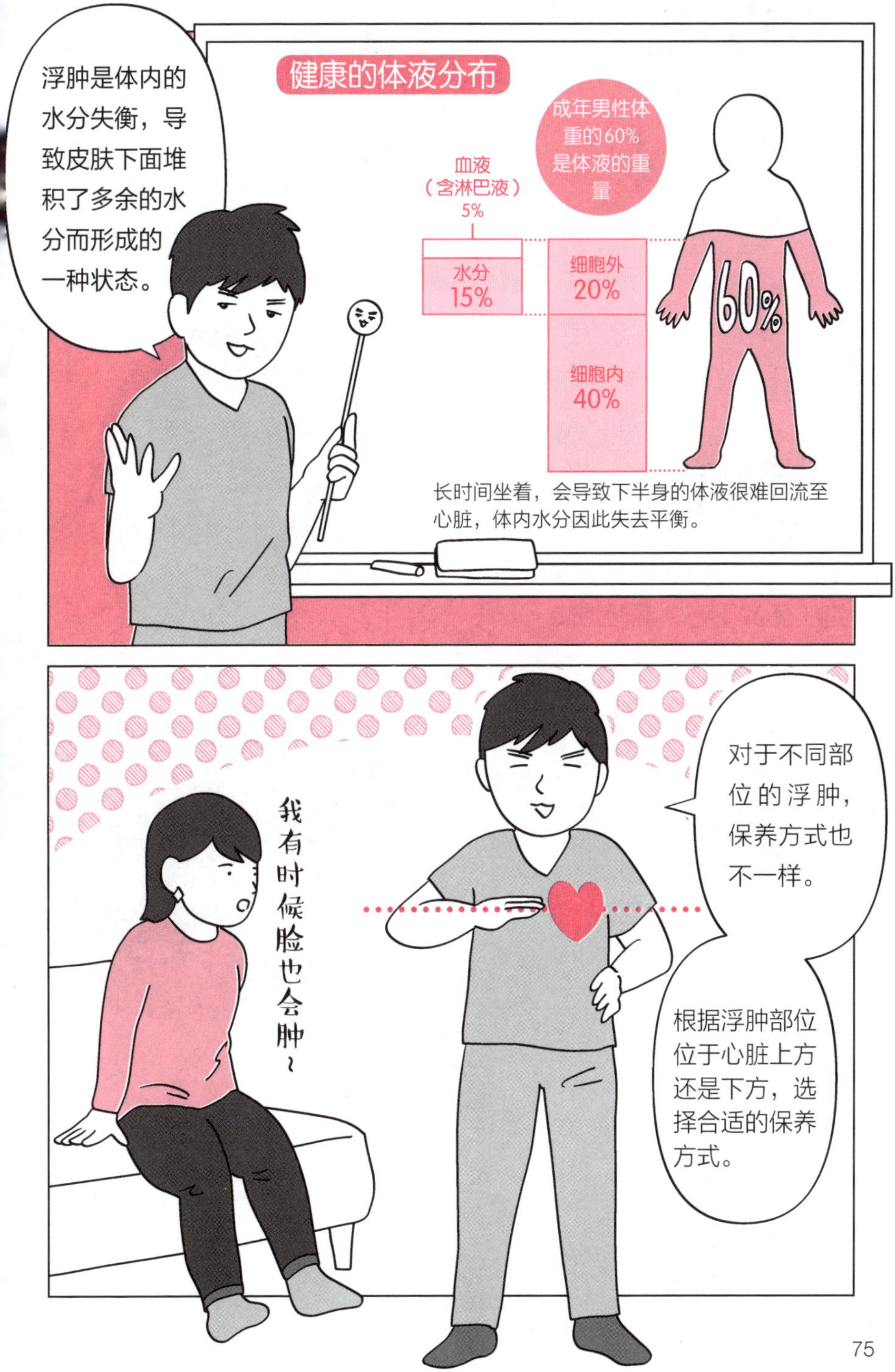

浮肿是体内的水分失衡，导致皮肤下面堆积了多余的水分而形成的一种状态。

健康的体液分布

成年男性体重的60%是体液的重量

血液（含淋巴液）5%

水分 15%

细胞外 20%

细胞内 40%

60%

长时间坐着，会导致下半身的体液很难回流至心脏，体内水分因此失去平衡。

我有时候脸也会肿~

对于不同部位的浮肿，保养方式也不一样。

根据浮肿部位位于心脏上方还是下方，选择合适的保养方式。

心脏以
下
有浮肿的人

促进血液循环

转一转大腿根

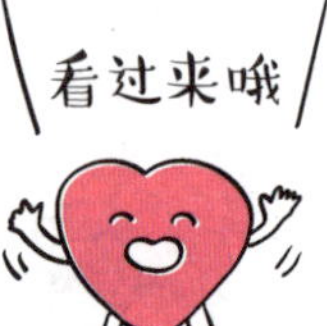

促进下半身的体液回流至心脏的保养方法。在不怎么活动的日子里，睡觉前或者泡澡的时候轻轻地转一转大腿根吧。

双手捏住大腿的根部（腹股沟）和其下方，轻轻地转一转，然后恢复原位。

转一转

转一转

做30~60秒。

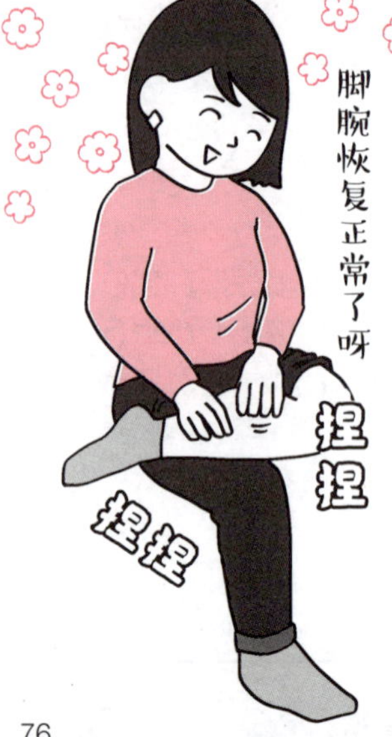

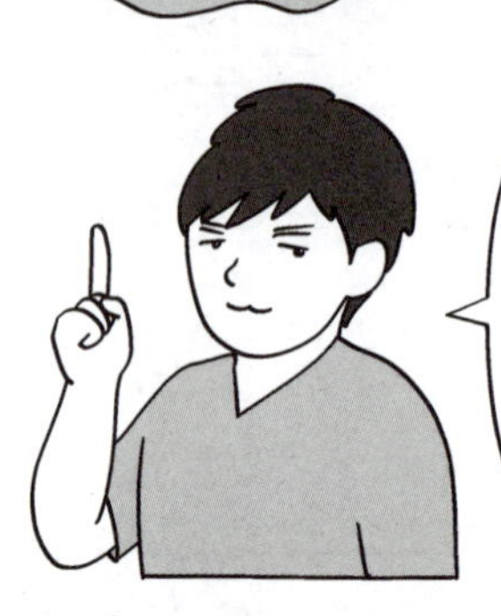

第70页的松解小腿肚练习也有效哦！

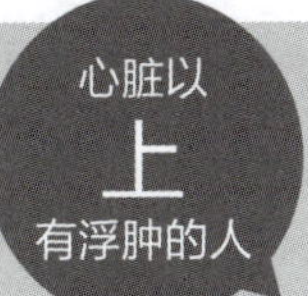
心脏以
上
有浮肿的人

改善体内的水分代谢

脸部按摩

将中指放在颈部肌肉区域上方，按照下巴→鼻翼→眼眶→眉毛上方→太阳穴→颈部肌肉的顺序进行按摩。

单行道!!

回流!!

做10次哦！

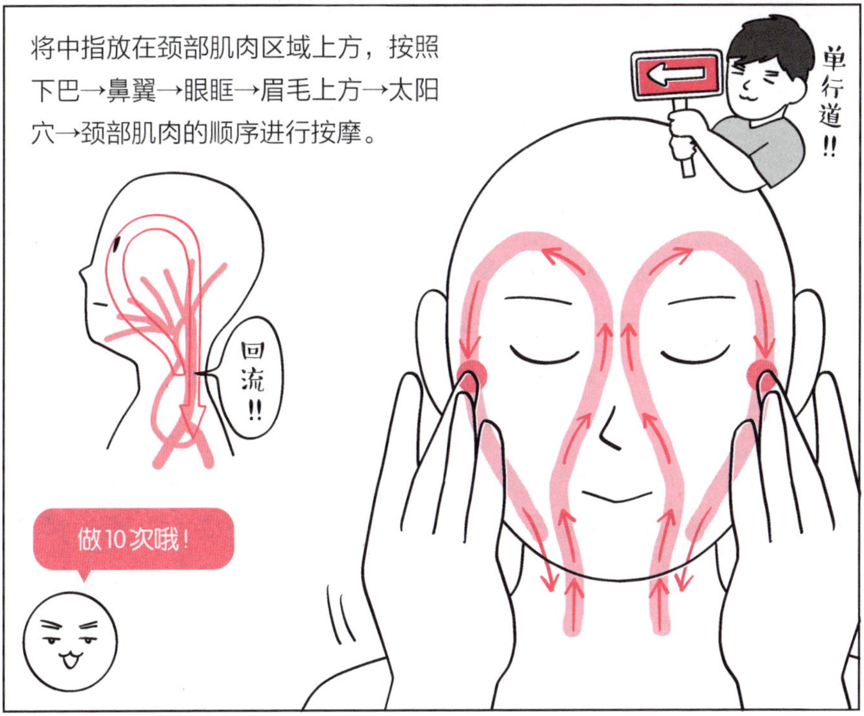

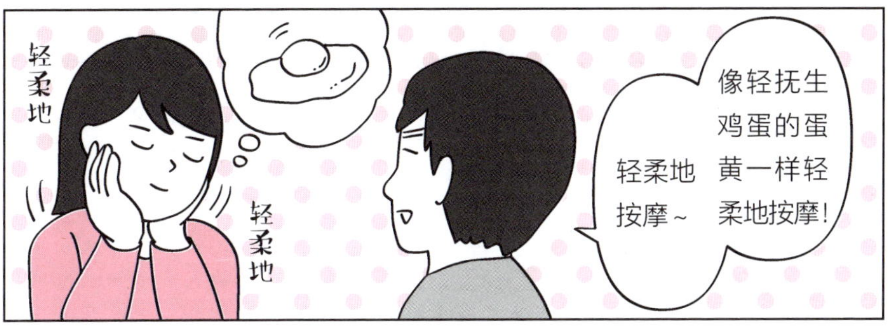
轻柔地
轻柔地
像轻抚生鸡蛋的蛋黄一样轻柔地按摩！
轻柔地按摩～

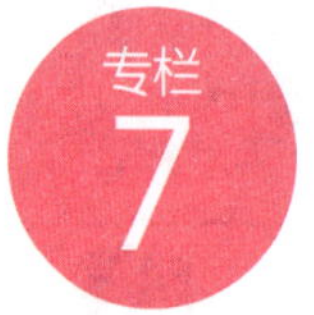

改变“固定位置”，防止慢性疼痛

均衡地活动身体的秘诀

每个人都有一套自己独特的身体姿势或活动方式（包括走路姿势）。哪怕是姿势很正确的人，身体也不是完全左右对称的。大多数慢性疼痛的原因是身体的左右不平衡或倾斜、扭曲等，所以为了尽量减少这些问题的发生，我们应均衡地活动身体。但平时有意识地去修正无意识的动作是不容易的，所以我们比较推荐就像定期收拾房间一样，定期地去改变身体的状态。

平时一直向右倾斜着看电视的人，把电视换到右侧或者把椅子换到左侧吧！在有伴侣且二人在沙发上位置比较固定的情况下，偶尔可以和伴侣换一下位置。不要持续地让身体偏向一侧。减少持续这种状态的时间。

定期地改变室内的装饰，也可以增加反方向活动的机会。家中物品的位置比较固定，容易引起身体的左右不平衡。可以将定期改变室内装饰作为简单的预防身体不平衡的方法，赶快行动起来吧！

其他容易引起身体左右不平衡或倾斜、扭曲的习惯如下。

- 总是用一侧腿跷二郎腿
- 总是用一侧手托腮
- 总是偏向一侧跪坐
- 总是用一侧手提重物
- 总是偏向一侧侧躺睡觉等

尽可能地避免以上这些行为很重要。

身体左右的平衡与否，可以借助镜子来进行自我检查。当你认为自己在笔直地站着时，两侧肩膀的高度或手脚的长度可能是不一样的。

不仔细看很难发现可能只有几毫米的不同。短期来看，这不是什么大问题，但这种状态如果长时间地持续下去，左右差异逐渐加大，对身体的某一部位产生负担，就会成为引起慢性疼痛的隐患。因此，请在日常生活中注意预防一下。

筋膜松解

8 视力正在逐渐变差

通过“视野练习”变轻松

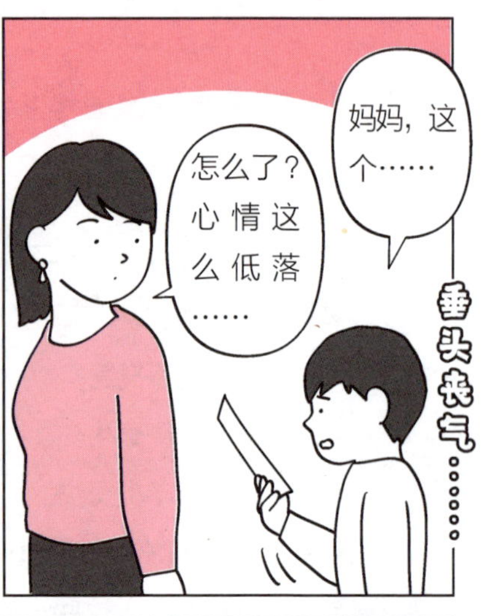

妈妈，这个……
怎么了？心情这么低落……
垂头丧气……

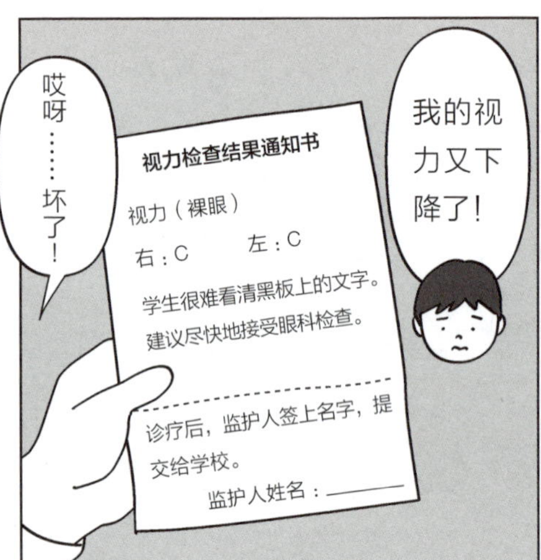

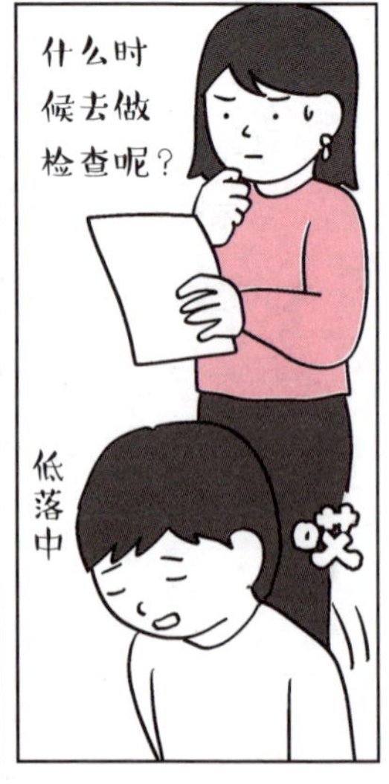

什么时候去做检查呢？
低落中
哎

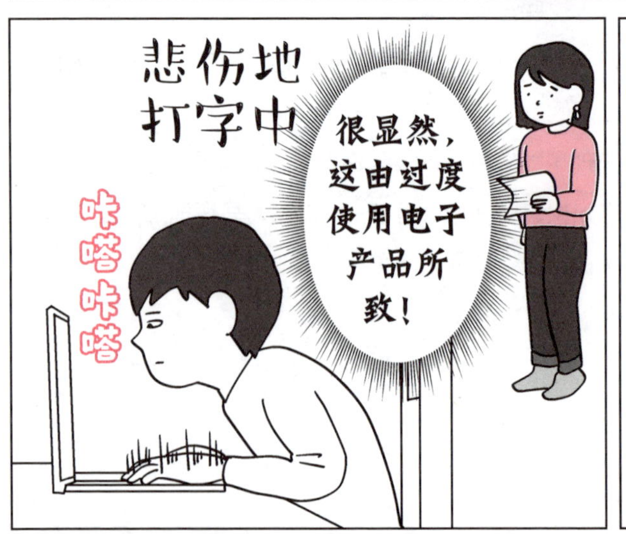

悲伤地打字中
很显然，这由过度使用电子产品所致！
咔嗒咔嗒

注：第80~83页图片阅读顺序为从右至左。

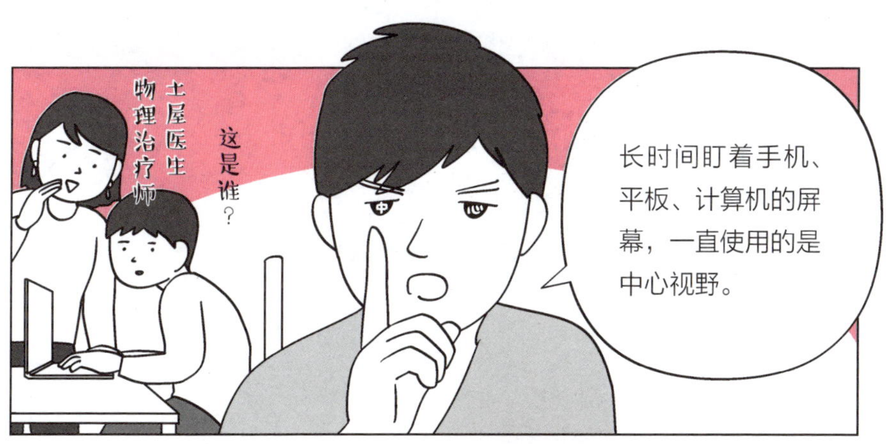

土屋医生
物理治疗师
这是谁？
长时间盯着手机、平板、计算机的屏幕，一直使用的是中心视野。

中心视野仅覆盖直视方向的狭窄区域。

中心视野

周围视野

周围视野

也就是说，眼睛没有动？

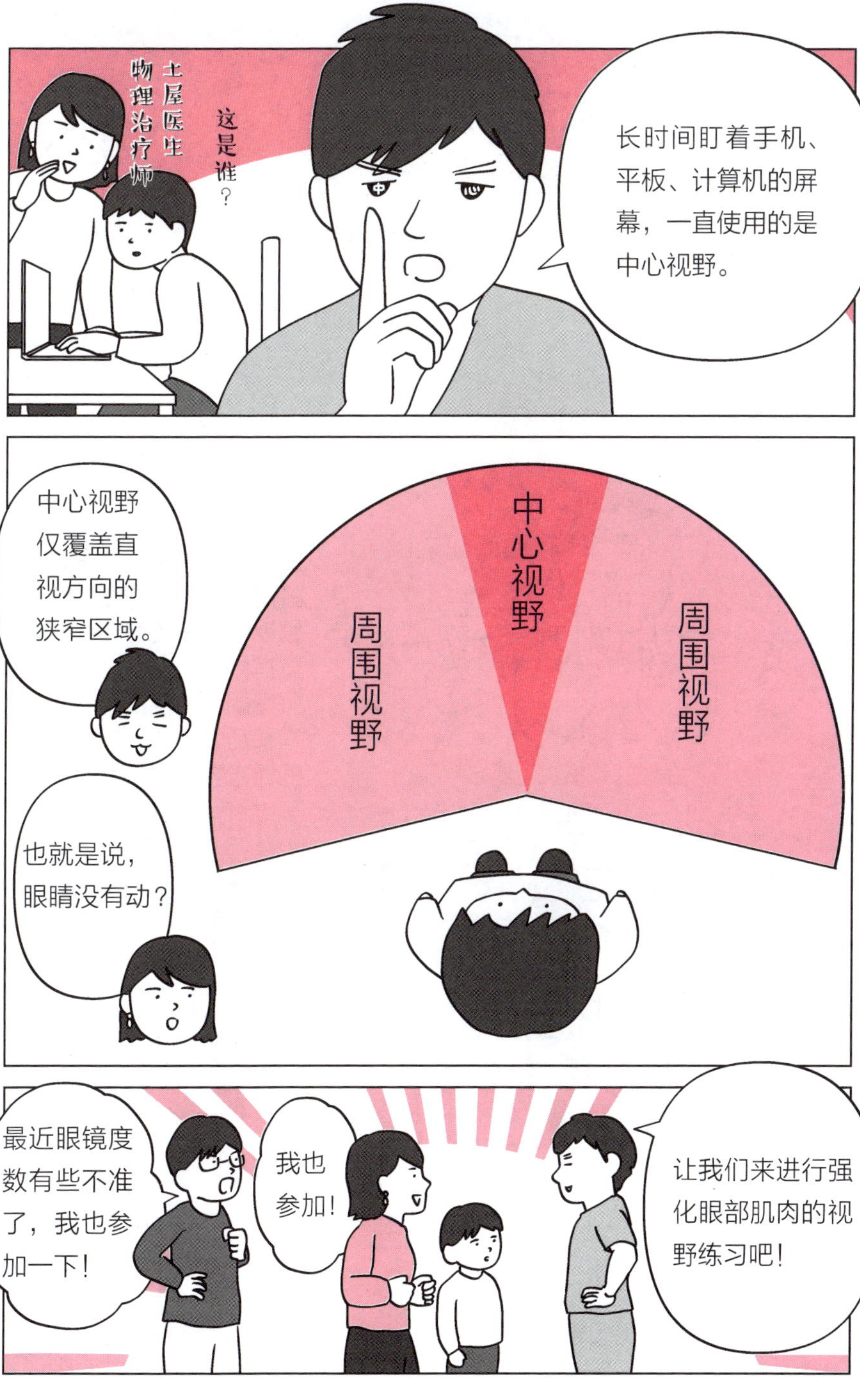

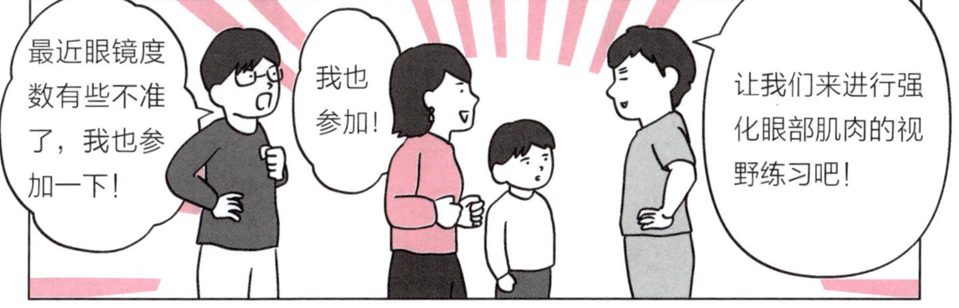

让我们来进行强化眼部肌肉的视野练习吧！
我也参加！
最近眼镜度数有些不准了，我也参加一下！

强化眼部肌肉的

视野练习

观察周围视野练习。该练习耗时短，使用手机或计算机1小时后，稍微休息一下，做做该练习吧！

❶站起来并抬起手臂，在眼睛前面将两手的食指竖起。目视手指的同时，将竖起的食指分别向左右移动。眼睛保持朝前，视线一直随着手指移动。在即将看不见手指的地方停止移动手指。

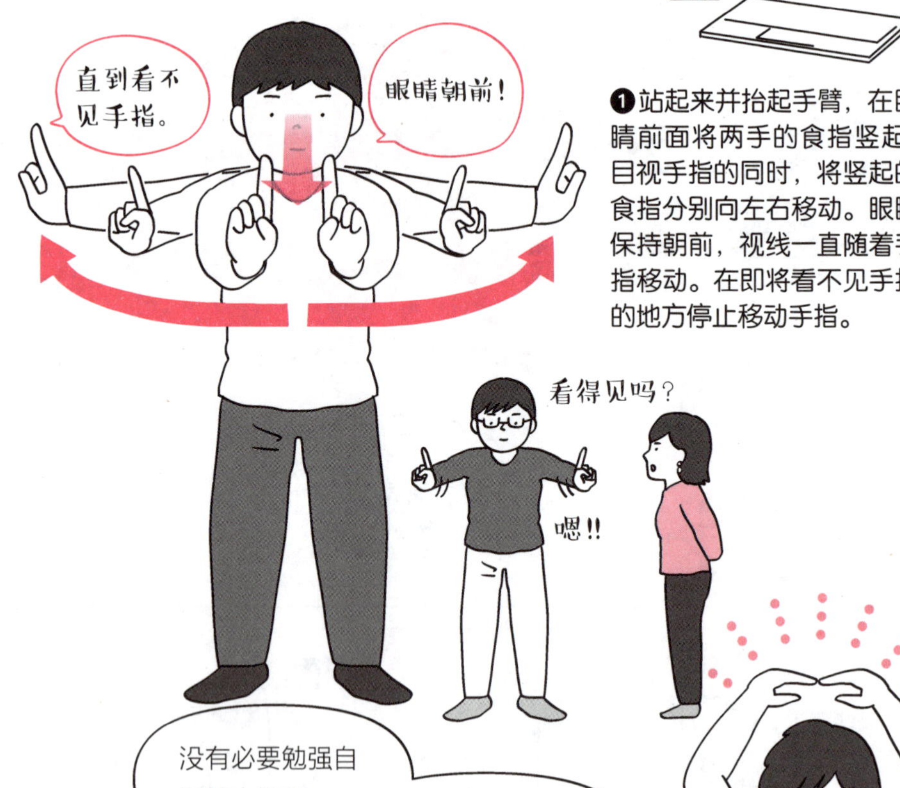

没有必要勉强自己扩大视野。

眼睛保持朝前，在即将看不到手指时，让手指停止移动。

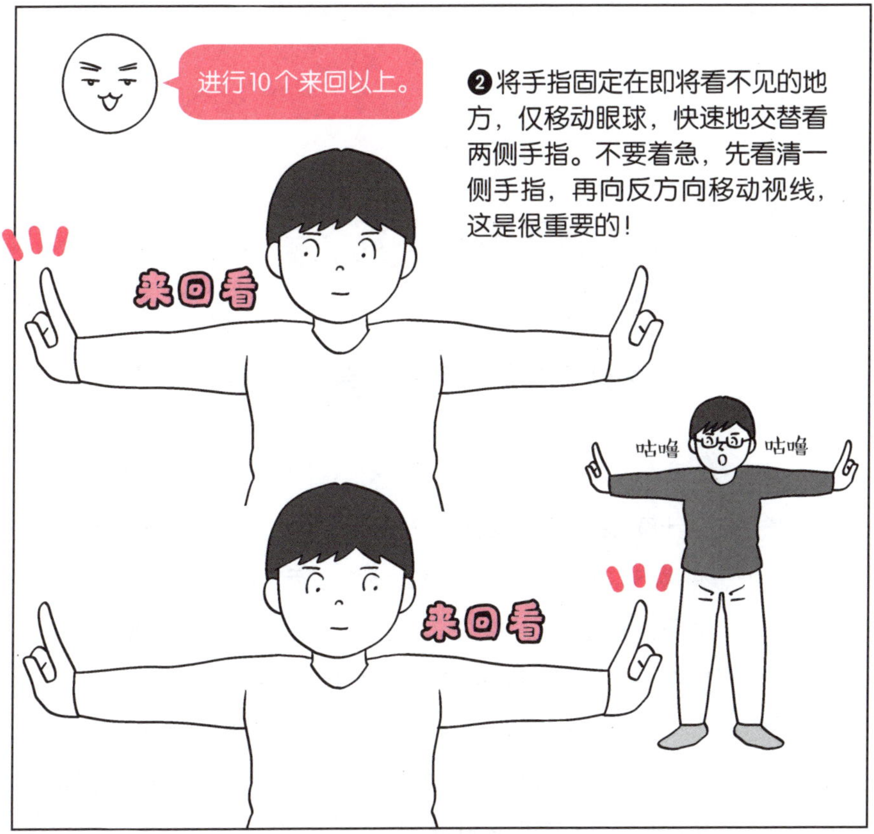

进行10个来回以上。

❷将手指固定在即将看不见的地方，仅移动眼球，快速地交替看两侧手指。不要着急，先看清一侧手指，再向反方向移动视线，这是很重要的！

来回看

咕噜 咕噜

来回看

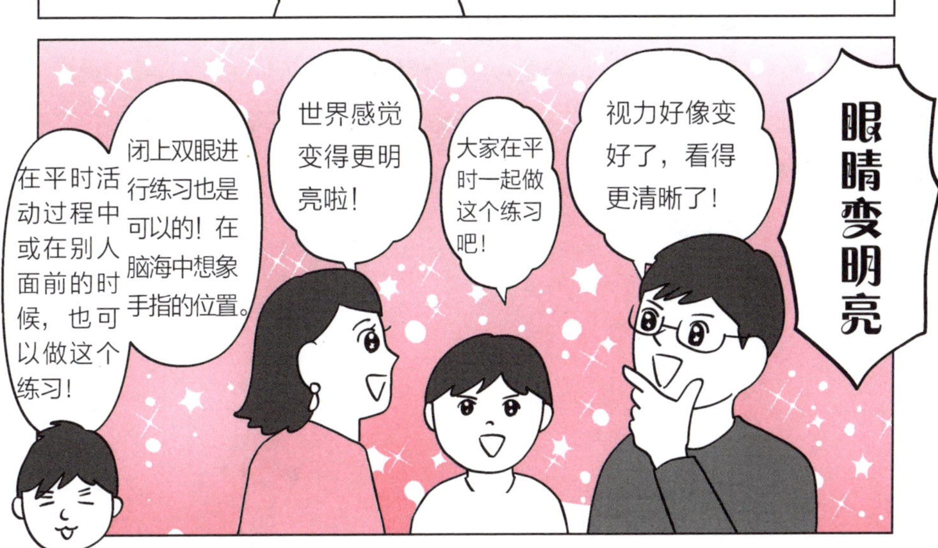

眼睛变明亮
视力好像变好了，看得更清晰了！
大家在平时一起做这个练习吧！
世界感觉变得更明亮啦！
闭上双眼进行练习也是可以的！在脑海中想象手指的位置。
在平时活动过程中或在别人面前的时候，也可以做这个练习！

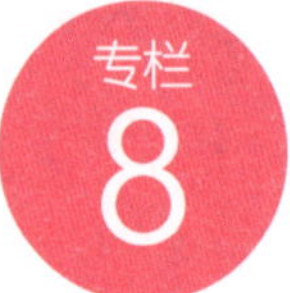

创造轻松的计算机办公环境

自然而然保持健康姿势的环境

长期使用计算机的人，可以通过一些调整，让自己的办公环境尽可能接近理想的状态，从而让工作更轻松。环境决定工作效率，创造舒适的环境意义非凡，值得尝试。最理想的办公环境是如右图一样能让人站着操作计算机的环境。如果还可以减少办公时间，就更理想了。

“坐在计算机面前，一坐就是一天”是不断出现的慢性疼痛患者对自身生活方式的典型描述。随着远程办公的普及，不少人被迫在不符合人体工学的桌椅上或局促的空间里长时间工作。

在身体不堪重负前，以舒适为目标调整办公环境吧！此外，让我们在工作间隙，恢复自然状态下的站立姿势（第60页），同时进行休息和拉伸，保持健康的生活方式！

理想的计算机办公环境

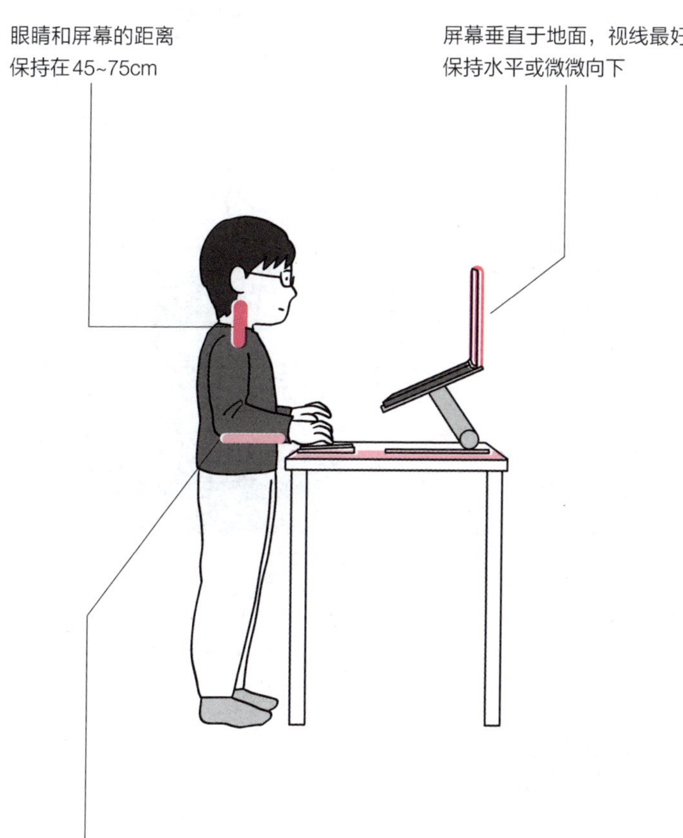
眼睛和屏幕的距离
保持在45~75cm
屏幕垂直于地面，视线最好
保持水平或微微向下
桌子或键盘和手肘的高度保持一致

筋膜松解

9 无论做什么都感觉疼痛

用放松或按摩来缓解

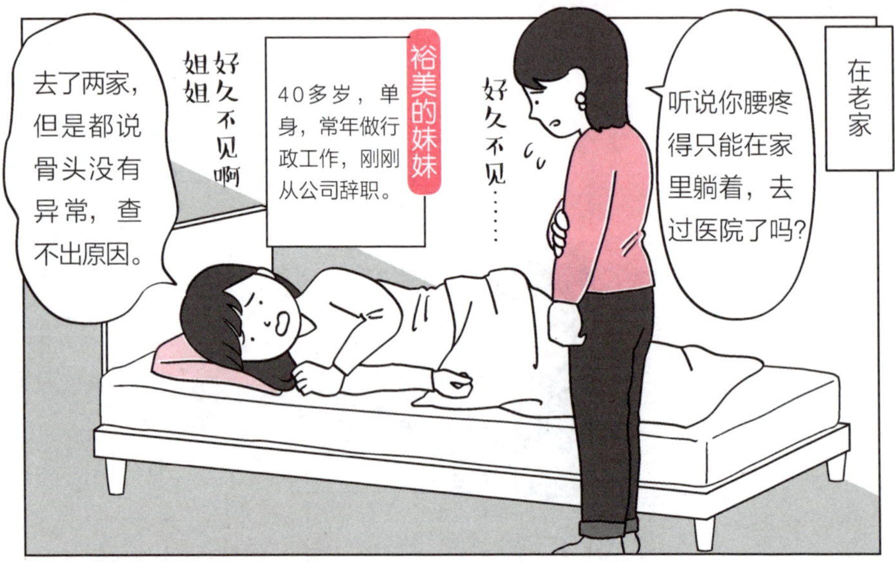

在老家
听说你腰疼得只能在家里躺着，去过医院了吗?
好久不见……
裕美的妹妹
40多岁，单身，常年做行政工作，刚刚从公司辞职。
好久不见啊姐姐
去了两家，但是都说骨头没有异常，查不出原因。

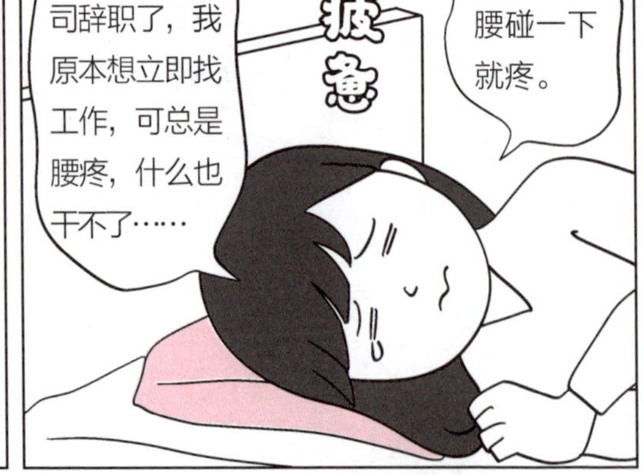

最近我的腰碰一下就疼。
疲惫
终于从上家公司辞职了，我原本想立即找工作，可总是腰疼，什么也干不了……

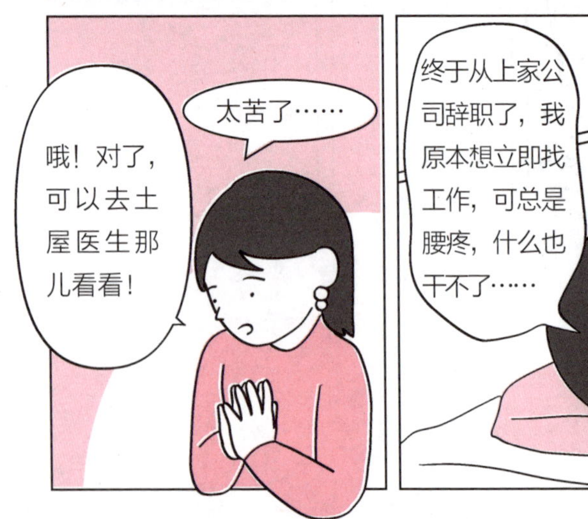

太苦了……
哦！对了，可以去土屋医生那儿看看！

注：第86~89页图片阅读顺序为从右至左。

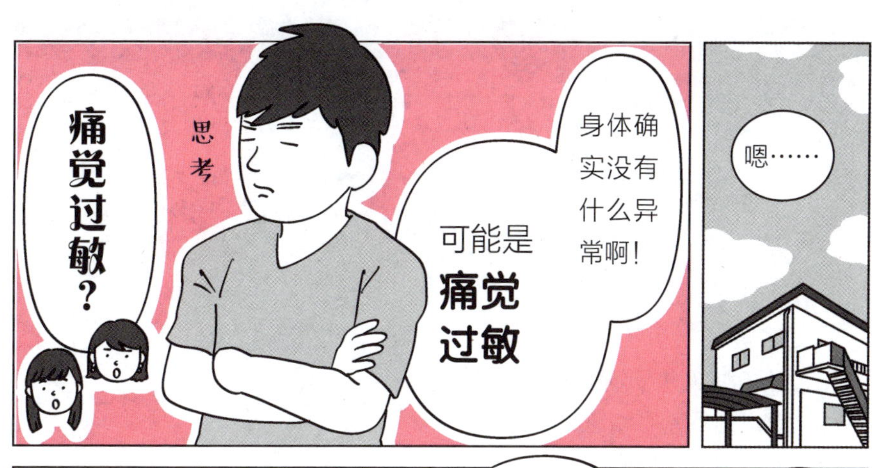
身体确实没有什么异常啊！
可能是**痛觉过敏**
思考
痛觉过敏？
嗯……

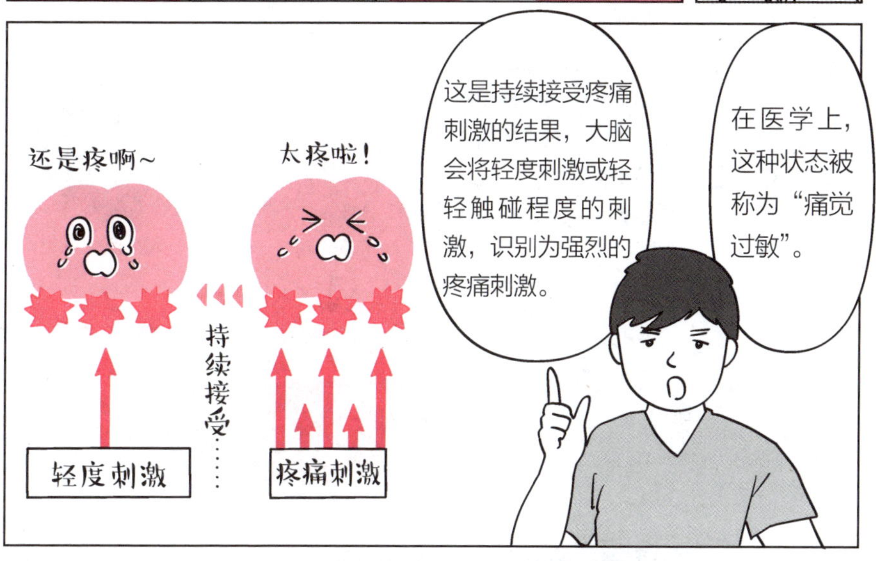
在医学上，这种状态被称为“痛觉过敏”。
这是持续接受疼痛刺激的结果，大脑会将轻度刺激或轻轻触碰程度的刺激，识别为强烈的疼痛刺激。
还是疼啊~
太疼啦！
持续接受……
轻度刺激
疼痛刺激

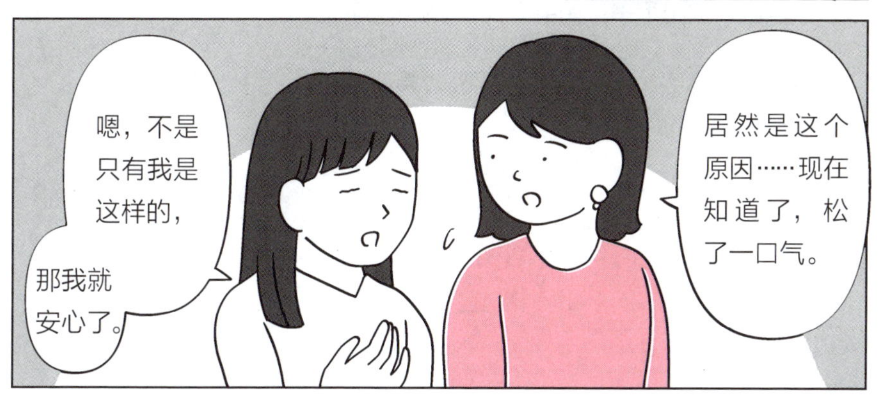
居然是这个原因……现在知道了，松了一口气。
嗯，不是只有我是这样的，
那我就安心了。

在腹式呼吸的基础上进行全方位呼吸

全身松解呼吸法

用胸部和腹部进行胸腹式全方位呼吸，可以缓解紧张和压力。让我们来按此方法深呼吸吧！

呼气

吸气

❶将双手分别放在胸部和腹部，充分地吸气，感受胸部和腹部的膨胀，然后慢慢地呼气，让胸部和腹部回缩。在感受胸部和腹部的运动的同时，慢慢地深呼吸。

吸气的时候用鼻子，吐气的时候用鼻子或嘴都可以！

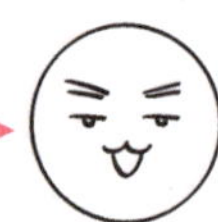

❷深呼吸，放松下来。如果可以摸到疼痛的部位，将手放在那里，轻轻地、慢慢地试着按摩一下吧。如果按摩让你很难受，那就边呼吸边静静地把手放在那里，这样也是可以的。

感到疼的话，不要勉强哦

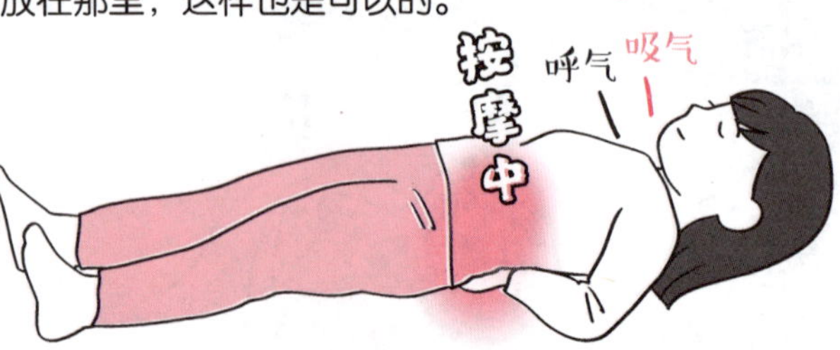

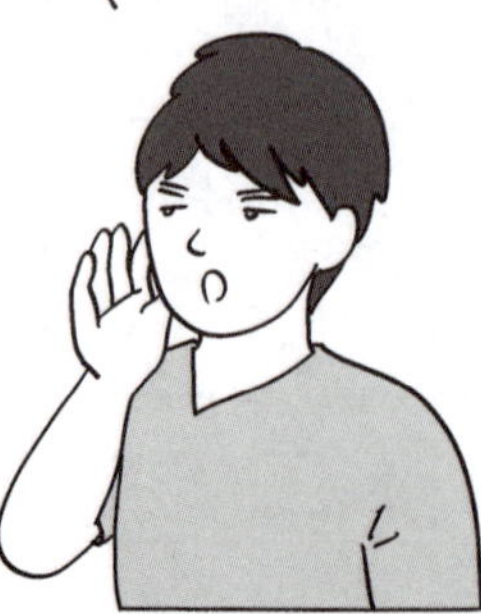

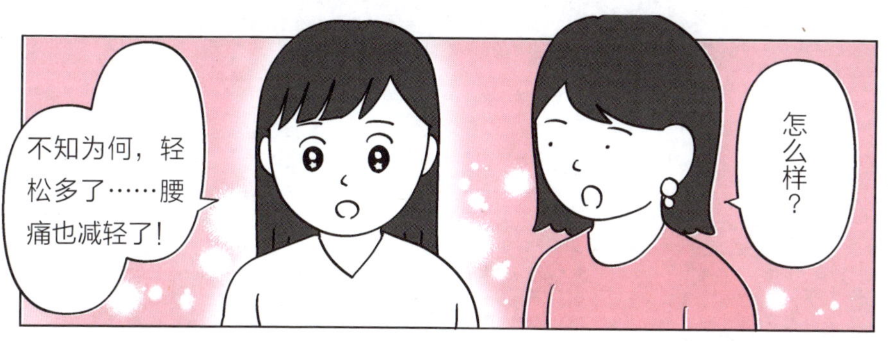
怎么样？
不知为何，轻松多了……腰痛也减轻了！

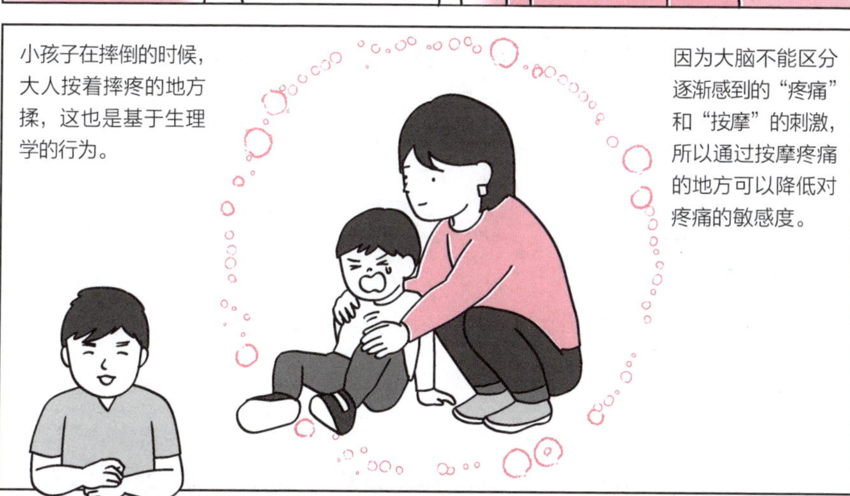
小孩子在摔倒的时候，大人按着摔疼的地方揉，这也是基于生理学的行为。
因为大脑不能区分逐渐感到的“疼痛”和“按摩”的刺激，所以通过按摩疼痛的地方可以降低对疼痛的敏感度。

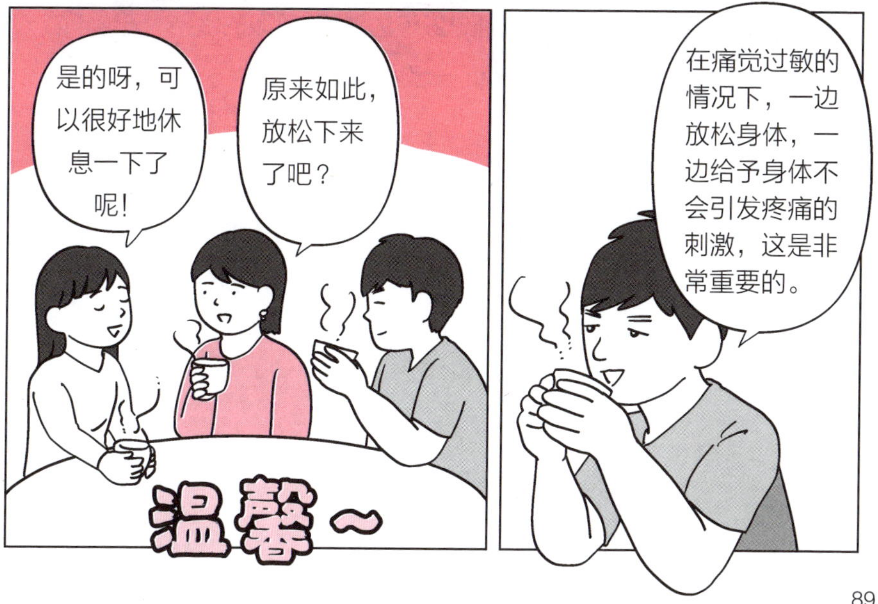
在痛觉过敏的情况下，一边放松身体，一边给予身体不会引发疼痛的刺激，这是非常重要的。
原来如此，放松下来了吧？
是的呀，可以很好地休息一下了呢！
温馨～

学会超级放松地深呼吸

胸腹式全方位呼吸进阶训练

当我们感到有点儿累，想休息一会儿时，或者怎么也睡不着时，可以通过深呼吸来放松一下！

这里介绍第88页的胸腹式全方位呼吸的进阶训练，它可以帮助我们逐步掌握更深层次呼吸的技巧。通过该进阶训练，我们能放松身心，并将新鲜的氧气送至全身，因此应将其融入日常生活！

学会第4阶段的呼吸法之后，身体的灵活性就会提高，很容易维持健康的状态。大多数人都可以通过锻炼达到第4阶段的水平，无论年龄大小，因此，请大家以此为目标，一起来挑战一下吧！

提高呼吸水平的锻炼

从第1阶段开始，按照顺序逐步提高。仰卧，把两手分别放在胸部和腹部。用鼻子吸气，在呼气时用鼻子或嘴都可以。掌握了当前阶段的呼吸方法之后，再进入下一阶段。呼吸次数没有限制，只要时间允许，可以尽情地享受愉悦的呼吸练习！

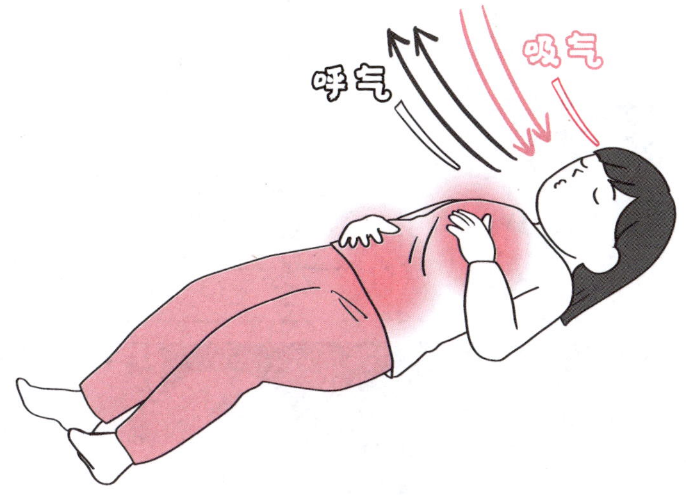

第1阶段	**腹式呼吸**	留意胸部不要动，进行腹式呼吸。
第2阶段	**胸式呼吸**	留意腹部不要动，进行胸式呼吸。
第3阶段	**胸腹式呼吸**	胸部和腹部同时鼓起后回缩，做深呼吸。

第4阶段 在腹肌保持收紧的状态下，进行深深的胸式呼吸。无论是吸气的时候，还是吐气的时候，都要保持较高的腹内压。

筋膜松解

10 眼睛容易有疲惫感

令人放松的“表情肌移动法”

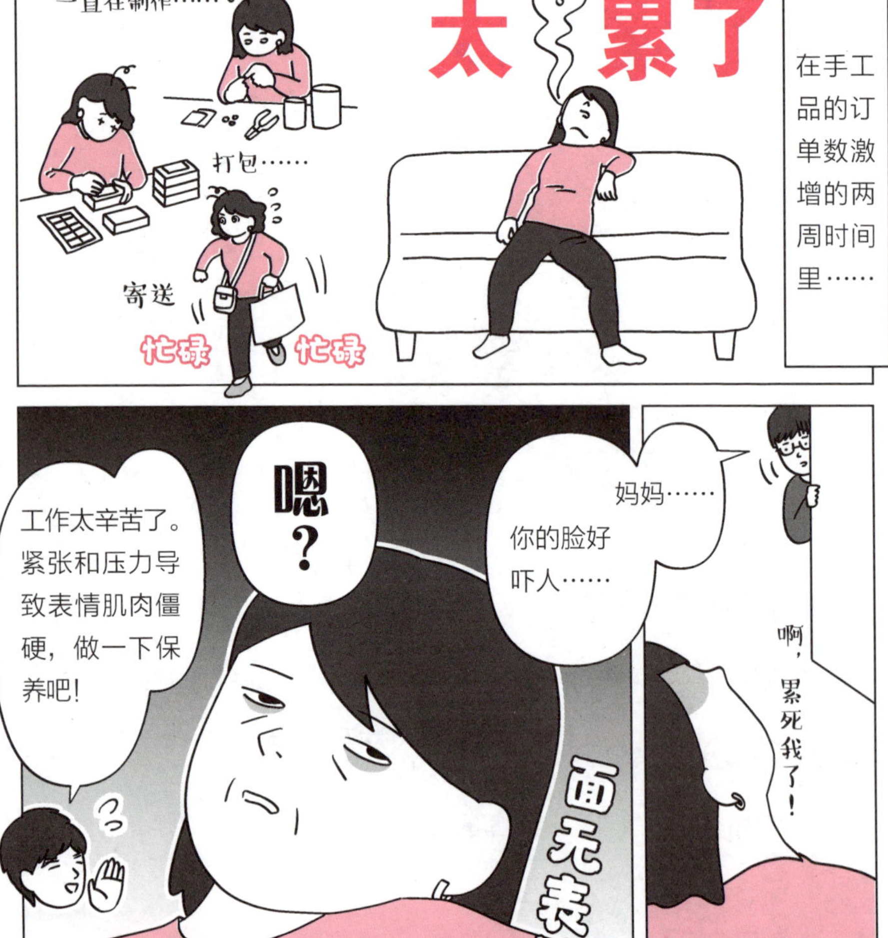

在手工品的订单数激增的两周时间里……
太累了
一直在制作……
打包……
寄送
忙碌
忙碌
啊，累死我了！
妈妈……你的脸好吓人……
嗯？
工作太辛苦了。紧张和压力导致表情肌肉僵硬，做一下保养吧！
面无表情

注：第92~93页图片阅读顺序为从右至左。

松解僵硬的肌肉

表情肌运动❶

沿肌纤维走向保养

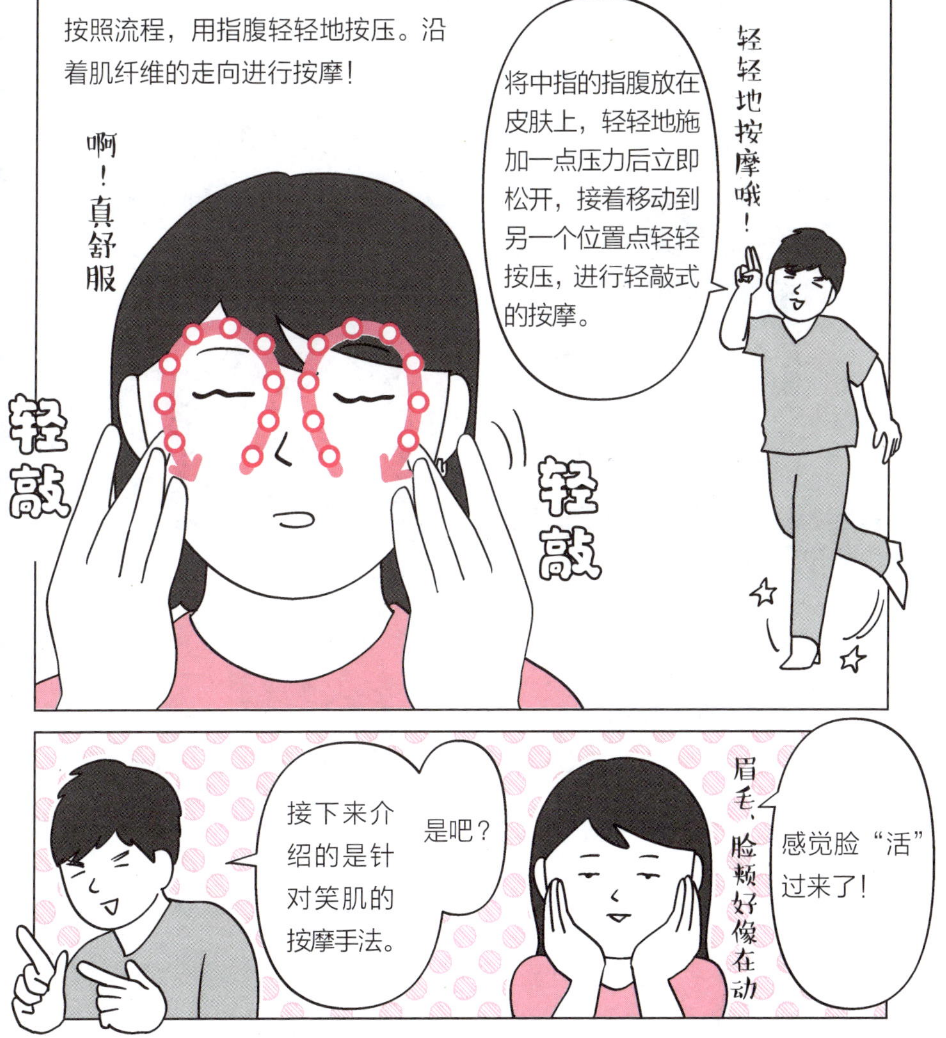

按照流程，用指腹轻轻地按压。沿着肌纤维的走向进行按摩！
将中指的指腹放在皮肤上，轻轻地施加一点压力后立即松开，接着移动到另一个位置点轻轻按压，进行轻敲式的按摩。
轻轻地按摩哦！
啊！真舒服
轻敲
轻敲
感觉脸“活”过来了！
眉毛、脸颊好像在动
接下来介绍的是针对笑肌的按摩手法。
是吧？

恢复有活力的表情

表情肌运动②

舒缓笑肌的拉伸

放松因紧张或压力而僵硬的表情肌，恢复自然美丽的笑容。让我们来练习吧！

想做的时候就试试吧！

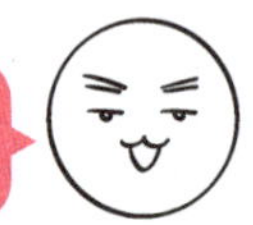

❶通过刺激脸颊，为脸部锻炼做好准备。噘起嘴巴鼓起脸颊。

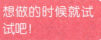

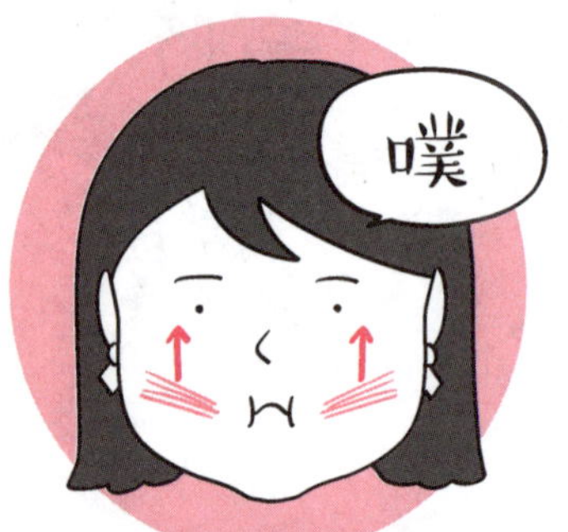

❷活动笑肌。将上下唇贴合在一起，向两边牵拉嘴角。

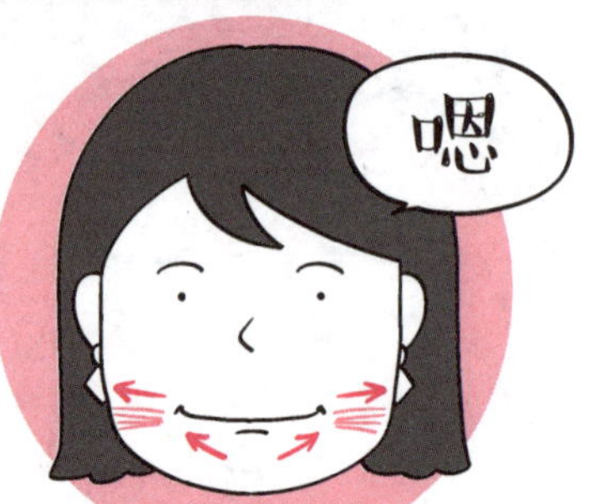

❸活动颧大肌、颧小肌和提口角肌。有意识地将嘴角向斜上方拉。

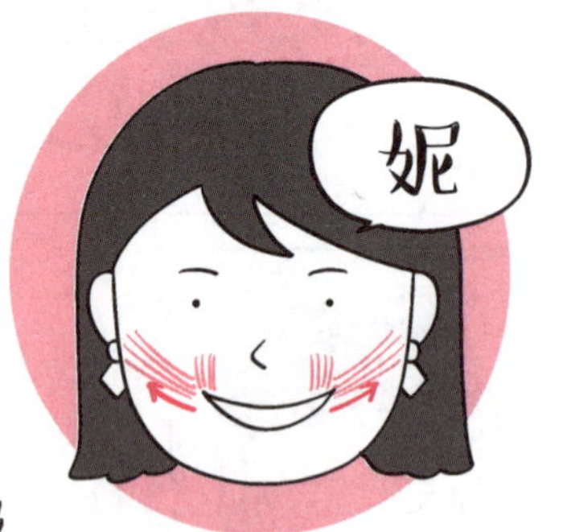

❹活动额肌。提高眉毛，瞪大双眼，做惊讶的表情。

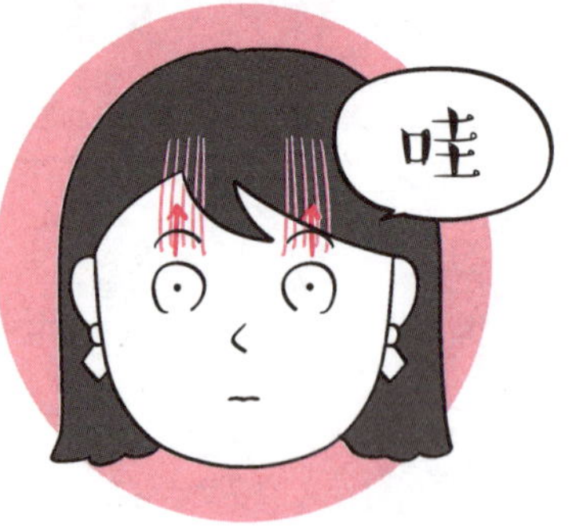

是妈妈平时放松时的脸了！

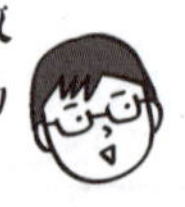

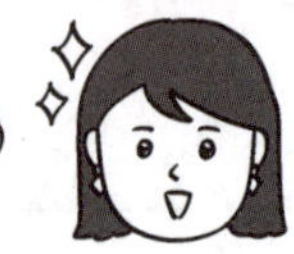

感觉脸"活"过来啦!!

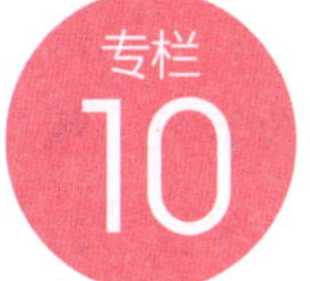

百害而无一利！“咬紧牙关”不值得称颂

无意识地“咬紧牙关”会导致身体不适

人们常用“咬紧牙关”来描述想要挑战什么或者努力拼搏时的状态，但作为专门矫正不良姿势和动作的治疗师，我最希望大家戒掉的坏习惯之一就是“咬紧牙关（即过度咬合）”。但是，最近我感觉不自觉地“咬紧牙关”的人变多了，越来越多的牙科医生也指出确有此事。

“我没有感觉身体有什么问题！”即使是这样想的人也来检查一下吧！

即使没有用力咬紧后槽牙，但只要上下的牙齿有重叠或接触，就是“咬紧牙关”的状态。上下牙齿间存在一点小小的缝隙才是健康状态。

那么为什么“咬紧牙关”不好呢？因为那是一种不必要的用力和紧张状态。它会导致姿势歪斜、全身疲劳、肌肉僵硬及疼痛。有此习惯的人，赶紧改善一下吧！

按第60页的自然状态下的站立姿势站立，上下移动视线，扩宽我们的视野到最大限度之后停下，如此一来，上下牙齿间会自然而然地留出2cm至3cm的适当间隙，保持这种状态，缓慢进行深呼吸，会比平时吸入更多的空气，这样就可以缓解焦虑和紧张。

还要时不时地做一下第58页的日常牵引练习。

可以将这些练习设定为每次去洗手间后必须做的练习。像这样设定好“自然状态下的站立姿势”“深呼吸”“日常牵引”等练习的固定时段，将其培养成生活习惯，“咬紧牙关”的坏习惯就能逐渐得到改善。

仅仅约150g的力就能让牙齿发生位移。长期存在“咬紧牙关”的坏习惯，牙齿的排列就会发生改变。这不仅会导致下巴变形，更会从根本上影响姿势，甚至危及呼吸与睡眠系统。如果下巴变形的话，呼吸道也会变窄，导致睡觉时易发生呼吸障碍，患相关疾病的风险随之提高。

一旦发现自己有“咬紧牙关”的问题，就有意识地去解决一下吧！

第3章

突然袭来的疼痛

筋膜松解

11 四十肩

改善“肩内扣”变轻松

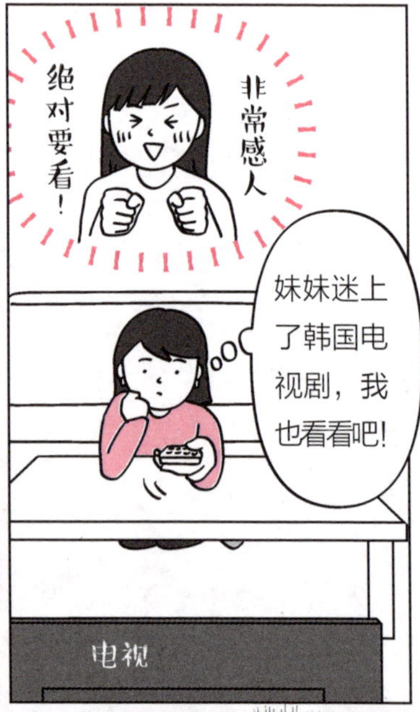

妹妹迷上了韩国电视剧，我也看看吧！
电视
非常感人
绝对要看！

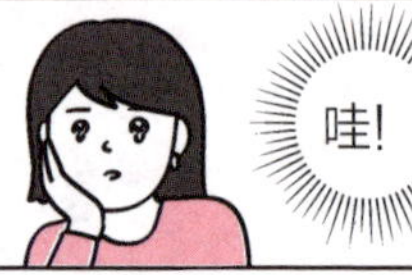

哇！
其实我一直很喜欢你！＊

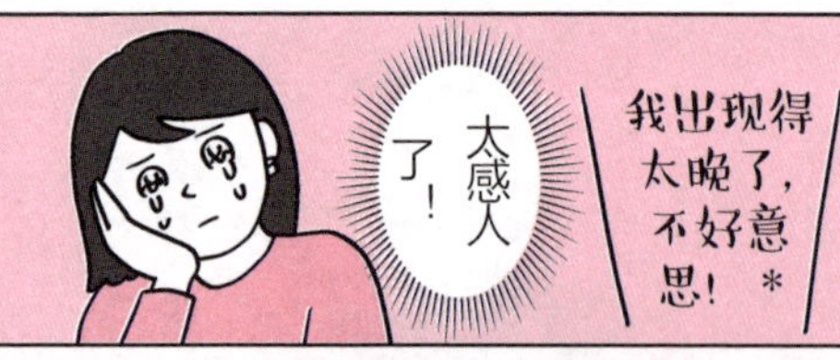

我出现得太晚了，不好意思！＊
太感人了！

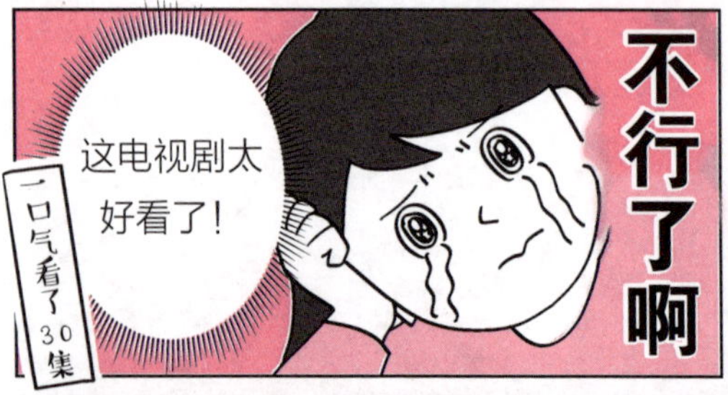

不行了啊
这电视剧太好看了！
一口气看了30集

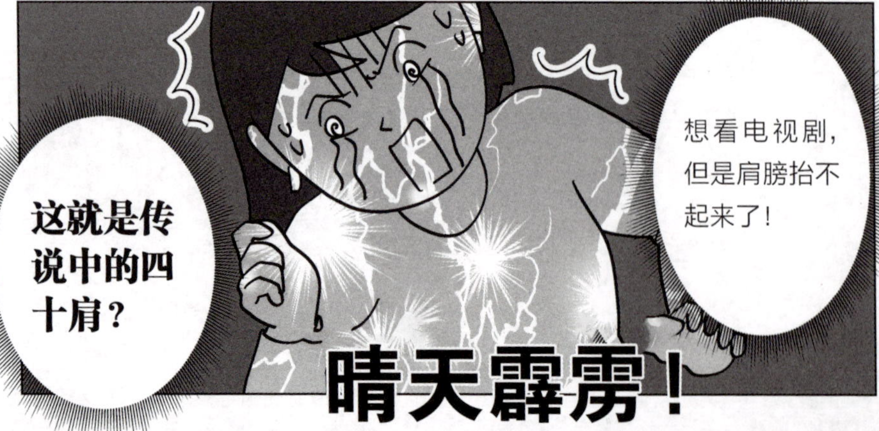

想看电视剧，但是肩膀抬不起来了！
这就是传说中的四十肩？
晴天霹雳！

注：第98~101页图片阅读顺序为从右至左。*为电视剧中台词。

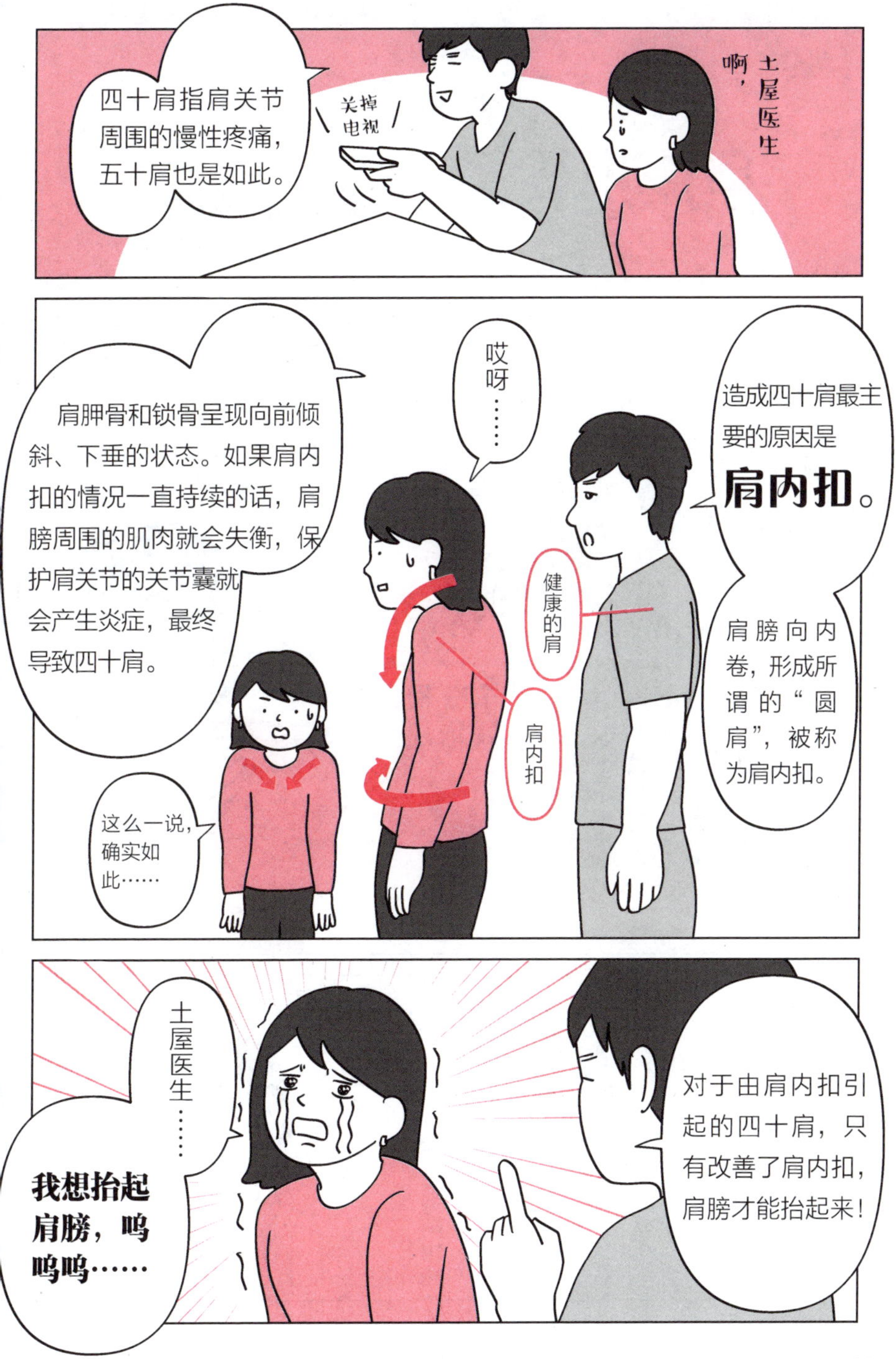

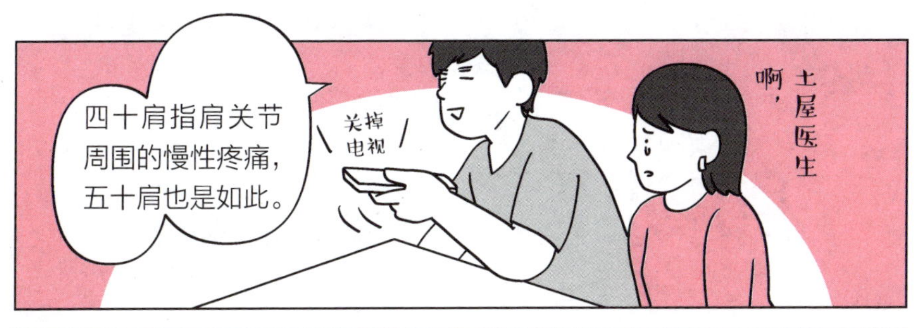
四十肩指肩关节周围的慢性疼痛，五十肩也是如此。
关掉电视
啊，土屋医生

造成四十肩最主要的原因是**肩内扣。**
肩膀向内卷，形成所谓的“圆肩”，被称为肩内扣。
健康的肩
肩内扣
哎呀……
肩胛骨和锁骨呈现向前倾斜、下垂的状态。如果肩内扣的情况一直持续的话，肩膀周围的肌肉就会失衡，保护肩关节的关节囊就会产生炎症，最终导致四十肩。
这么一说，确实如此……

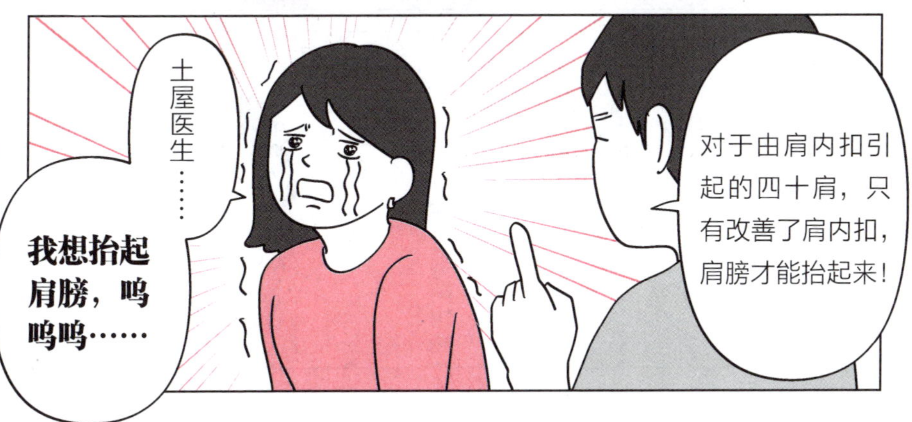
对于由肩内扣引起的四十肩，只有改善了肩内扣，肩膀才能抬起来！
土屋医生……
我想抬起肩膀，呜呜呜……

抬不起来的手臂抬起来了！

即刻手臂抬高技术

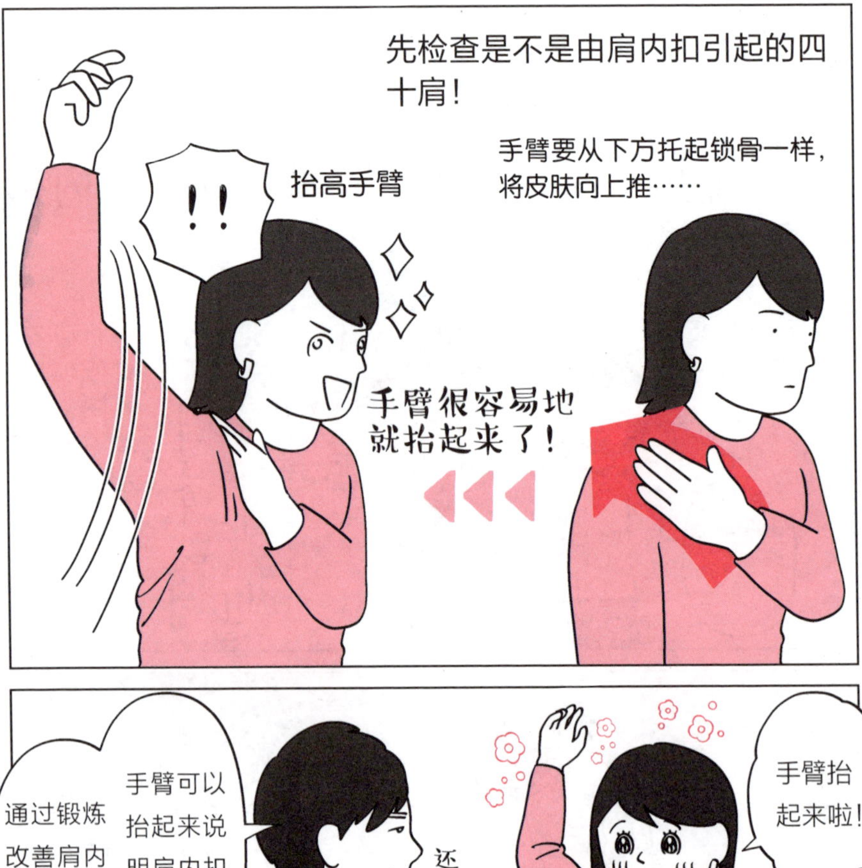

先检查是不是由肩内扣引起的四十肩！

手臂要从下方托起锁骨一样，将皮肤向上推……

抬高手臂

!!

手臂很容易地就抬起来了！

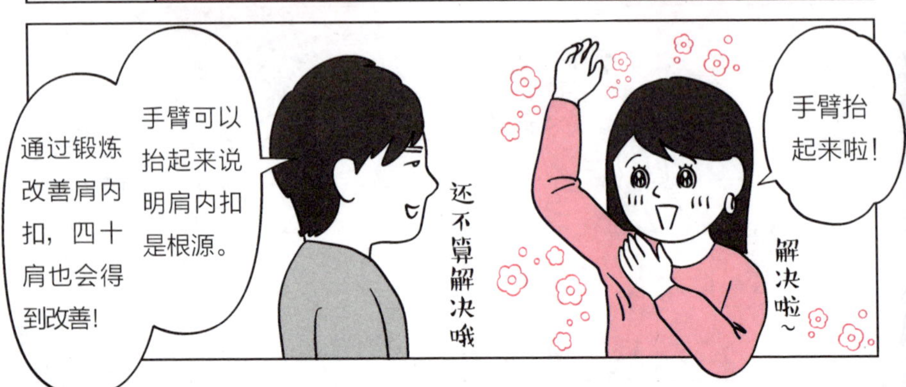

手臂抬起来啦！
解决啦~
还不算解决哦
手臂可以抬起来说明肩内扣是根源。
通过锻炼改善肩内扣，四十肩也会得到改善！

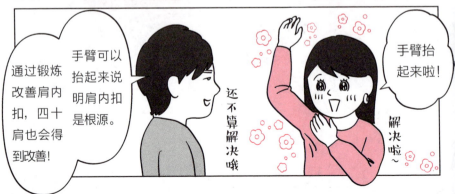

恢复肩膀的位置

改善肩内扣的练习

你知道吗？实际上锁骨是“可以转动的”，以锁骨最内侧与胸骨连接的地方为支点，锁骨可以前后转动。让肩膀恢复正确的位置，改善肩内扣，关键在于恢复锁骨的“转动”功能。

将一侧手放在对侧锁骨上。以锁骨的最内侧为支点，一边感受着锁骨的活动，一边前后转动肩膀。旋转侧肘部不要离开躯干。

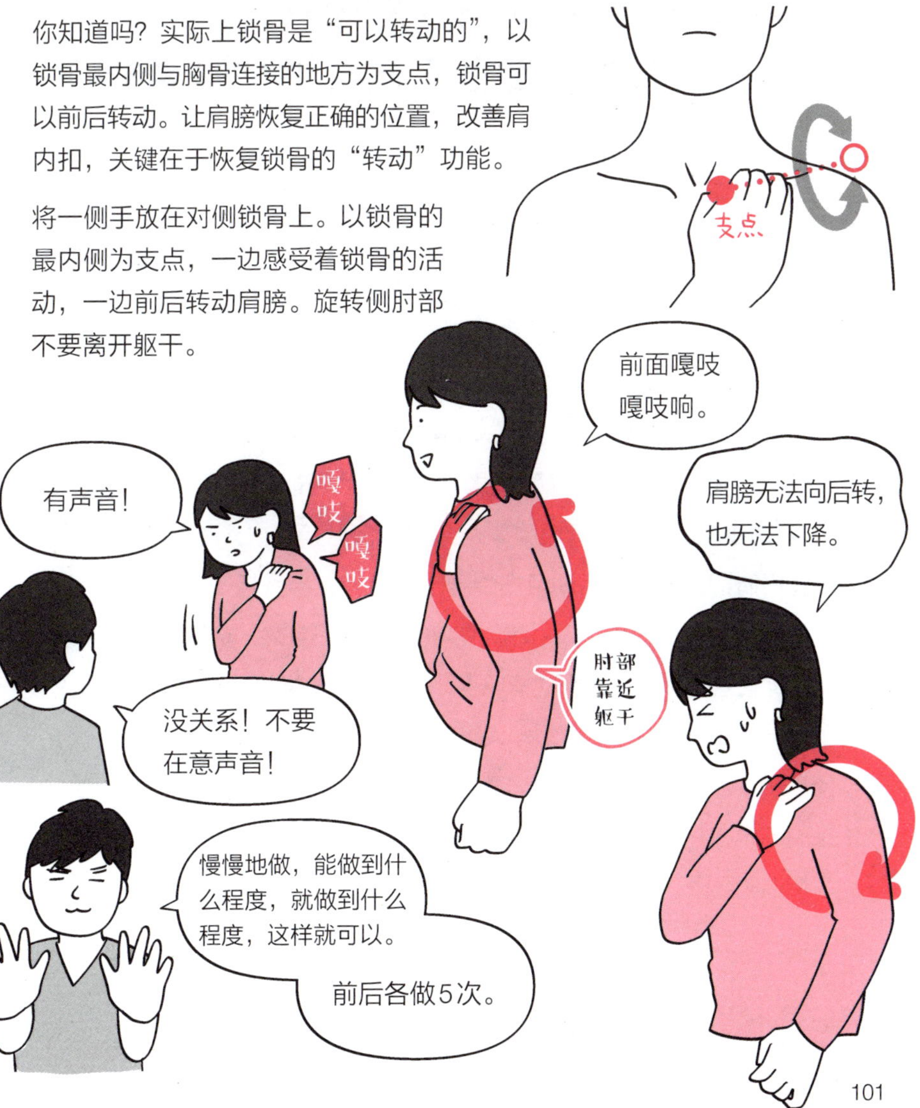

支点
有声音!
嘎吱
嘎吱
前面嘎吱嘎吱响。
肩膀无法向后转，也无法下降。
肘部靠近躯干
没关系！不要在意声音！
慢慢地做，能做到什么程度，就做到什么程度，这样就可以。
前后各做5次。

闪到腰了，通过缓解期的运动来改善吧

和慢性疼痛不一样的急性腰痛保养方法

30岁到40岁的人突然发作的腰痛被称为急性腰痛，俗称“魔法一击”或“闪到腰了”。患上这种疾病，患者常被告知要“绝对卧床”，但事实上，“适当活动，可能恢复得更快”。

急性腰痛和慢性腰痛不同，它是由炎症引起的疼痛。急性腰痛不仅会在做给腰部增加较大负荷的动作时发生，也可能在做意想不到的动作或者姿势时出现，比如打喷嚏、大笑、突然起身等。

平时的姿势或者活动习惯给腰部的负担，会引起“细微的偏差”。当不经意的负荷加大了这种偏差，就可能引发剧烈疼痛，使身体无法动弹。

即使这样，在大多数的情况下，经过时间的推移，疼痛也会有所改善。一周左右的时间后，很多人可能就感受不到疼痛了，认为自己已经痊愈了。但是，如果导致“细微的偏差”的姿势或习惯没有改变，接下来说不定在什么时候，就又会闪到腰。久而久之很多人就会认为自己会习惯性闪到腰。

为了使急性腰痛尽可能早点恢复，在疼痛感非常强烈的时候，不要勉强，直接进行休息；在疼痛缓解之后，尽量在能够活动的范围内活动，并且保持充足的睡眠。清醒时，与其卧床，不如尽可能和平常一样生活，这一点很重要。

急性腰痛多见于年轻人，因为腰椎骨与骨之间的椎间盘比较厚，在这二者之间产生了一点点偏差的情况下，周围的软骨、韧带、神经等会承受极大的负担，导致急性腰痛。随着年龄的增长，椎间盘自身的厚度会变小，而偏差则会变大，急性腰痛的发生率降低，但慢性腰痛的风险会增大。

无论是急性还是慢性腰痛，其根本原因都是日常生活中使腰部承受过大负担的姿势或者动作习惯。想要过上没有腰痛的生活，就要重新审视并改善姿势、动作习惯问题。

另外，和第44页介绍的一样，提高胸廓和髋关节的灵活性可以帮助我们保持良好的姿势，更加轻松地活动身体，大大减轻腰部、肩颈和膝盖等部位的负担。在生活中，请一定注意进行自我检测和日常保养！

立竿见影 橡胶手套康复案例

谁都可以轻松地做到

一目了然！前后对比效果明显！

轻轻地按摩或者捏起皮肤的时候，需要准备的东西只有一副橡胶手套！“橡胶手套按摩手法”见效很快，懒人也可以轻松坚持。症状改善的患者在后续接受了采访，下面我通过其前后对比的照片给大家展示该手法如何改善症状。

这一个病例是一位35岁的女性，
她自己抚养孩子，忙得几乎没时间照顾自己。
等她意识到身体出现问题时，
筋膜已经变得硬邦邦了。
她向前弯腰时，腿的后侧整体上处于紧绷的状态；
向后仰时，腰部和臀部发紧，
这使得她既不能向前鞠躬，
也不能向后弯腰，生活中充满不便。此外，
当她活动时，腹股沟区域也在剧烈疼痛！

※照片拍摄、刊登皆经过本人许可。

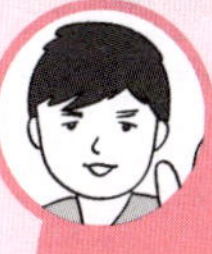

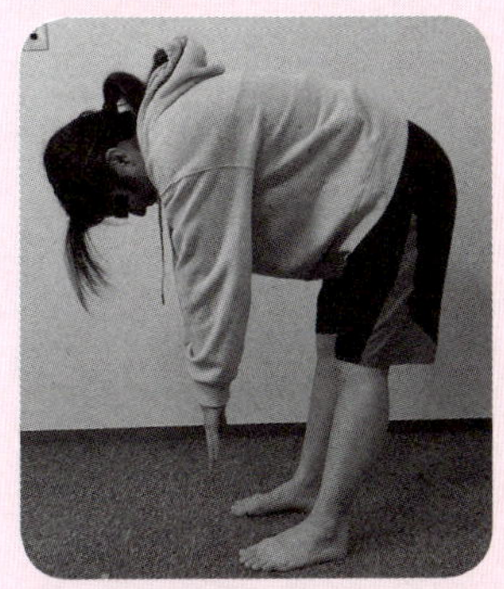

大腿保养，第16页
“戴上橡胶手套按摩”

大腿筋膜及其周围的组织变得僵硬，上半身和下半身根本无法协调活动。戴上橡胶手套，按摩大腿外侧的筋膜。双手上下移动，改变按摩位置，对大腿外侧整体进行松解！结果，仅仅90秒的按摩就让身体的灵活性提升不少。

之前

想要做前屈动作时，由于双腿紧绷，身体无法完成这个动作。想要活动身体时，身体仿佛被锁定。在日常家务和育儿中，身体灵活性不足会带来诸多不便。

仅仅90秒的按摩就让身体灵活性有所改善

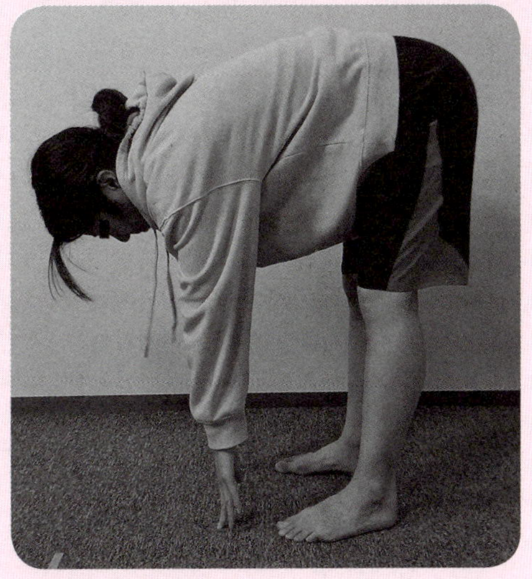

之后

做前屈动作的时候，双腿不紧绷了，肩膀和背部可以自然地向前倾，那种身体仿佛被锁定的感觉也消失了。甚至不刻意地使劲伸直手臂和手掌，手指也可以轻松触碰地板。

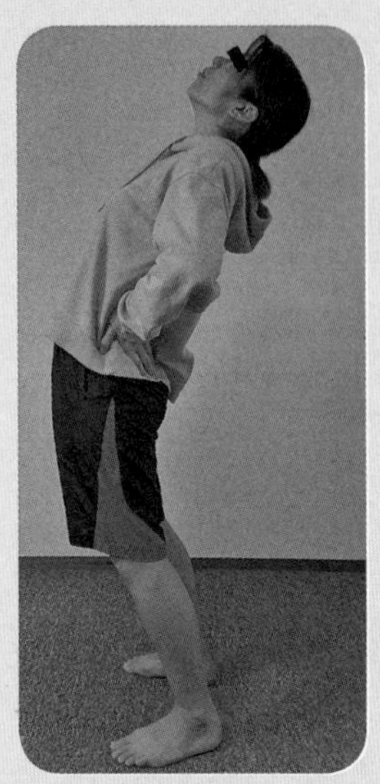

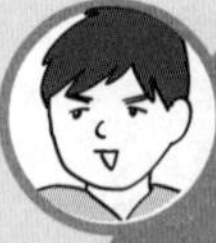

自己“戴上橡胶手套按摩”腰部和臀部

我们教她第16页的“戴上橡胶手套按摩”和第18页的“筋膜松解体操”后，让她自己练习一下。结果，只进行了90秒的日常练习，她身体的灵活性就得到了提升！不过要注意因人而异，比起“轻按”，有的人更适合“轻捏”。两种方式都试试，根据身体反应确认适合自己的方式！病例中的患者更适合“轻按”这种方式。

之前

患者一边说着“现在无法大幅度向后仰”，一边尝试做向后仰的动作。连抬头向上看都得小心翼翼，更别说大幅度向后仰。这种情况下，身体会有突然卡住的感觉，无法继续做后仰动作。

身体整体的灵活性回来啦！

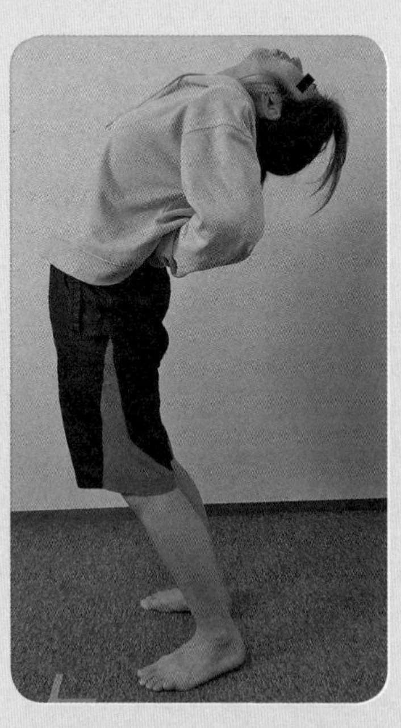

之后

虽然此时患者筋膜的僵硬问题得到了缓解，但当患者回到日常生活中，筋膜的滑行仍可能出现问题。为了让患者自己可以调节筋膜的滑行，我们让她记住这些按摩手法，以便她进行日常的自我保养。通过日常保养，她能感觉到全身的灵活性变好了。

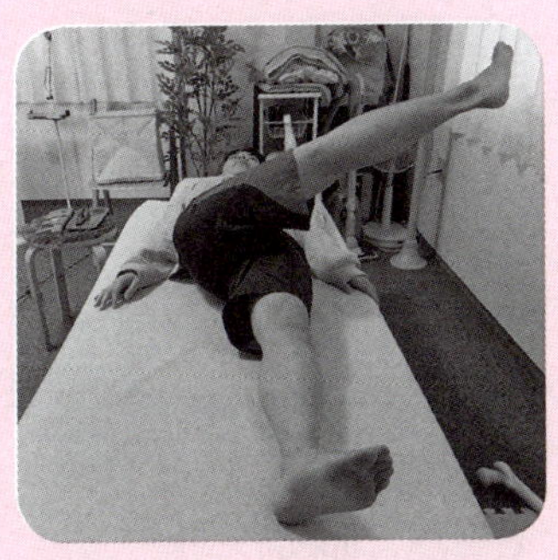

之前

再现日常做某些动作时会出现的腹股沟疼痛。当患者试图加大腿侧倒的幅度时，疼痛加剧，无法继续做动作。此时，她的腰部和臀部也呈现明显的紧绷状态。

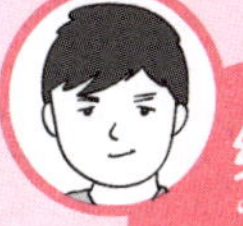

缓解腹股沟痛，第18页“肌肉松解”

由于患者说“做某些动作时，腹股沟会出现疼痛”，我们让她仰卧在床上时把一侧腿抬起来并倒向对侧，结果同样的疼痛被成功再现。确认疼痛部位后，我们让她以该区域为“目标”，练习第18页所讲的“肌肉松解”！仅仅用了90秒的时间进行练习，她再次做前面那个动作时，疼痛消失不见了！

90秒的练习使疼痛消失，活动范围扩大

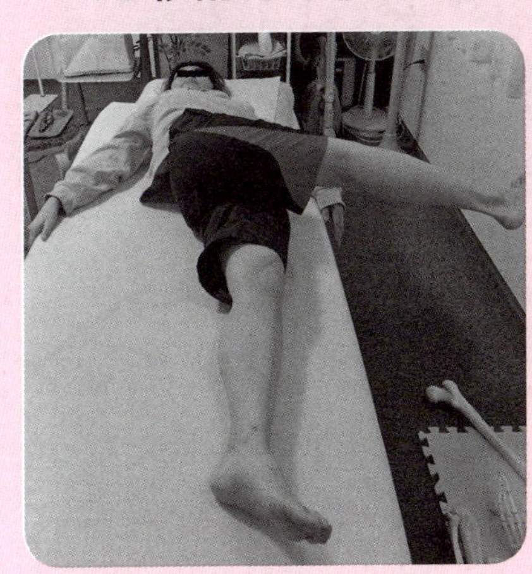

之后

在实践中发现，比起以腹股沟为“目标”的按摩，“轻捏”更能改善疼痛，更有效果。所谓的“轻捏”，就是将皮肤集中在一起，慢慢地晃动，这是一种温和的保养方式。90秒的自我保养之后，疼痛消失，腿也一下子可以伸到如下图所示的位置。再次进行90秒的练习之后，腰部、臀部也可以自然地活动，腿侧倒的幅度更大，且毫无疼痛感。身体有这种灵活性，就能顺畅地完成日常生活的各种活动。

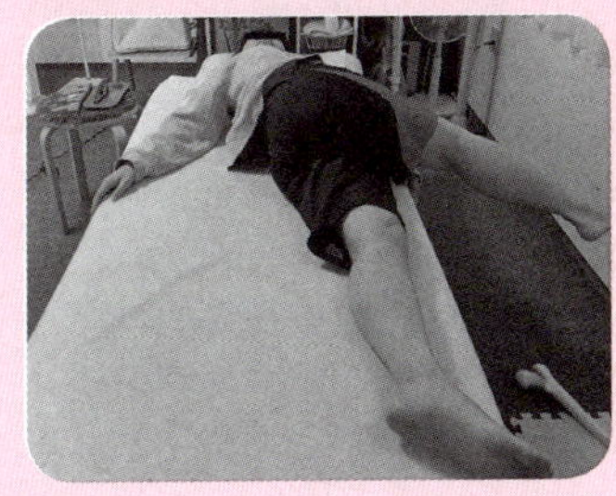

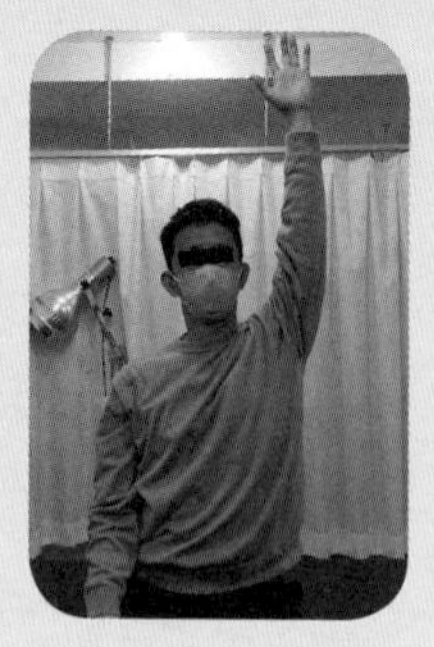

之前

正常情况下，手臂应该可以自然地贴靠耳朵向上伸展。但他的手臂和耳朵之间有很大的缝隙，无法进一步上举。这说明他的肩、手臂、胸部，以及后背的活动范围正在变小（只有左侧有症状）。

这是一个特别的案例。患者（48岁，男性）在日常生活中感到左腰和臀部周围很酸痛。虽然身体没有出现很明显的疼痛，但因为他是运动教练，对身体的感觉非常敏感。除了腰部的症状，他还感到肩膀活动度不足，所以特意来我这里看看。

通过消除左腰的滑行不良，不适症状和左右差异有所改善

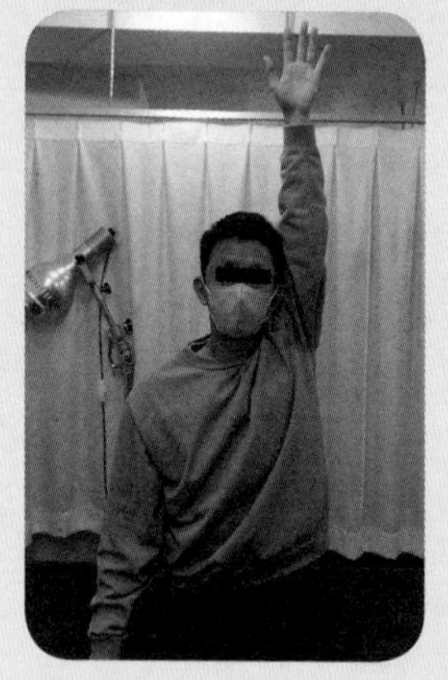

之后

练习“筋膜松解体操”1分钟后，他的左臂可以充分地举起来，和没有症状的右臂一样活动自如。左右差异会导致身体的使用不均衡，进一步发展会成为不适的根源。上述问题可以在早期得到改善，真是太好了！

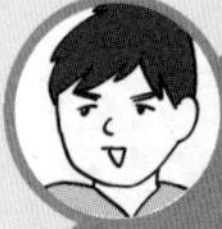

练习第18页的“筋膜松解体操”1分钟！

在进行治疗之前，我们让患者抬起手臂，发现他左肩的活动范围变小了。可以看出，他从左腰到肩部的大部分区域都处于僵硬状态。于是，以左腰僵硬得比较厉害的区域为目标，通过“戴上橡胶手套按摩”来促进筋膜滑行，同时，让患者练习“筋膜松解体操”。

练习第31页的“枕下肌群的按摩”2分钟

患者说，疼痛时，会有“从脖子到大脑像是被电击”的感觉。所以家人担心他患有脑部疾病，便让他去做了核磁共振检查。但是检查结果为原因不明。我对他的颈部左侧进行触诊，结果发现那里很僵硬。我让他在按摩的同时促进筋膜的滑行。这里展示了练习前后的对比照片。

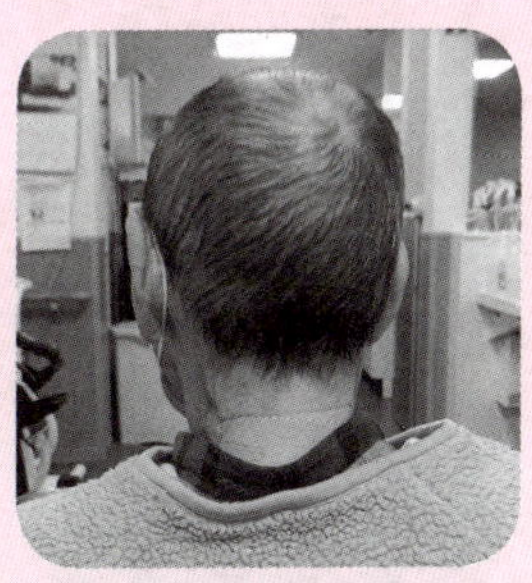

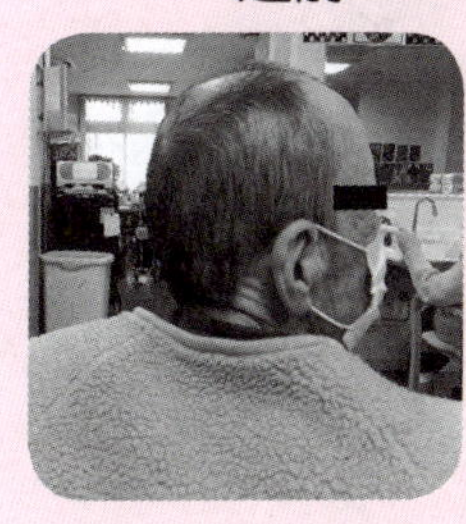

之前

尝试转动脖子的时候，颈部左侧出现强烈的疼痛。脸可以转向右侧，但无法转向左侧。这是在没有落枕、跌倒等各种情况发生时就突然出现的症状。

这是一位81岁的男性患者。大约1周之前，在没有明显诱因的情况下，他颈部的左侧突然剧烈疼痛，因此很是担心，便去神经外科和耳鼻喉科看医生。检查之后，他被告知没有器质性的问题。医生因为不知道病因，所以无法对他进行治疗，只开了止疼药。在那之后，他的症状没有缓解，脖子一活动就疼，他感到非常困扰。

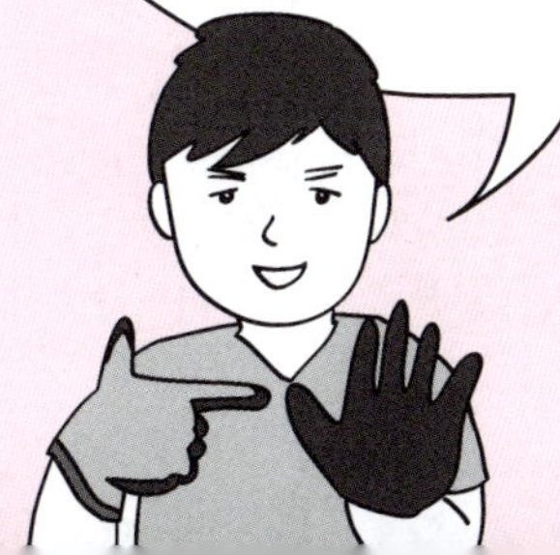

可以向左转头了！脖子僵硬也得到缓解

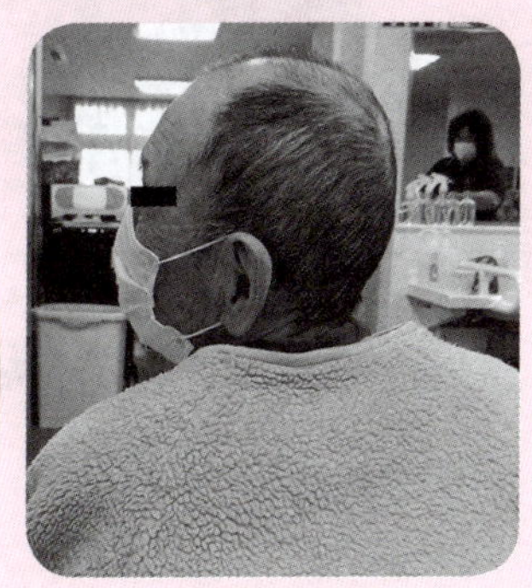

之后

消除了枕下肌群的筋膜滑行不良问题，皮肤变得非常柔软，可以捏起来，而且也可以向左侧转头了。筋膜可以感知疼痛并将相关信号经过神经传给大脑，所以大脑会用强烈的疼痛提醒我们身体的筋膜已经很僵硬了。

筋膜松解

12 肘、腕、手指的疼痛

防止恶化，做“肩部体操”

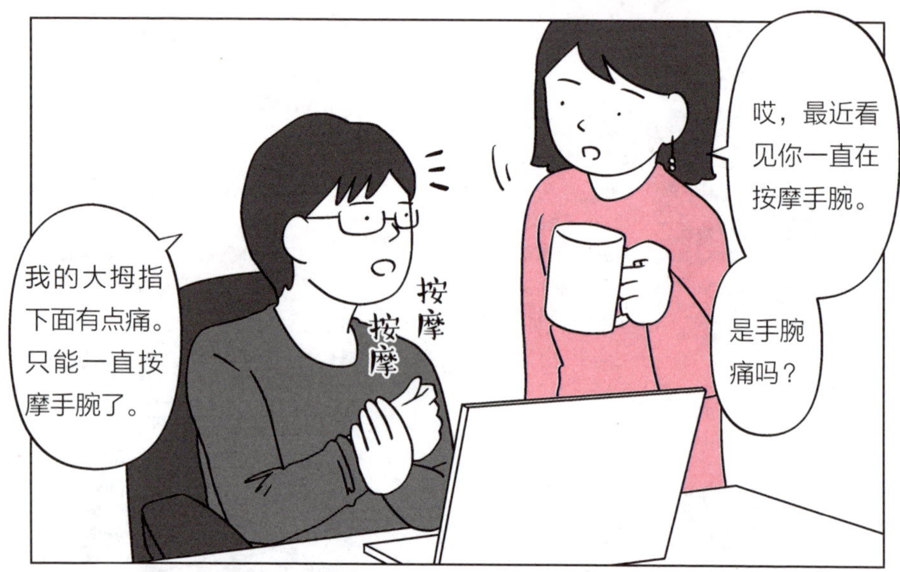

哎，最近看见你一直在按摩手腕。
是手腕痛吗？
按摩
按摩
我的大拇指下面有点痛。只能一直按摩手腕了。

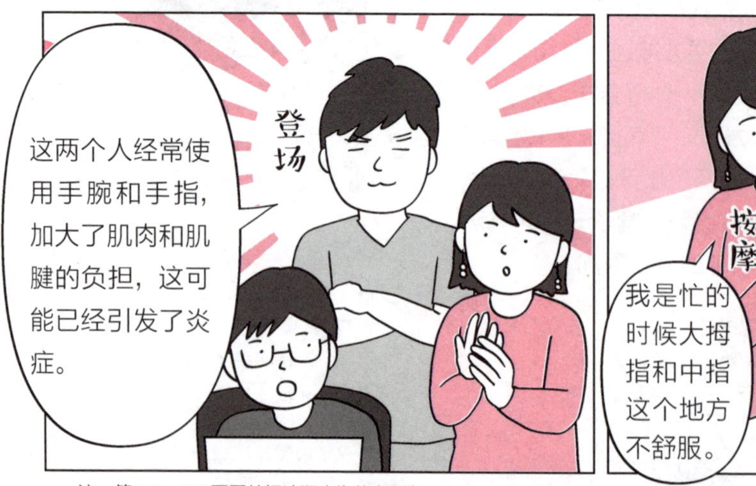

按摩
按摩
我是忙的时候大拇指和中指这个地方不舒服。
登场
这两个人经常使用手腕和手指，加大了肌肉和肌腱的负担，这可能已经引发了炎症。

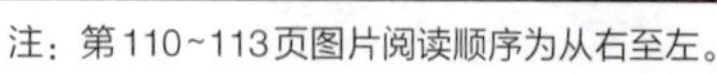
注：第110~113页图片阅读顺序为从右至左。

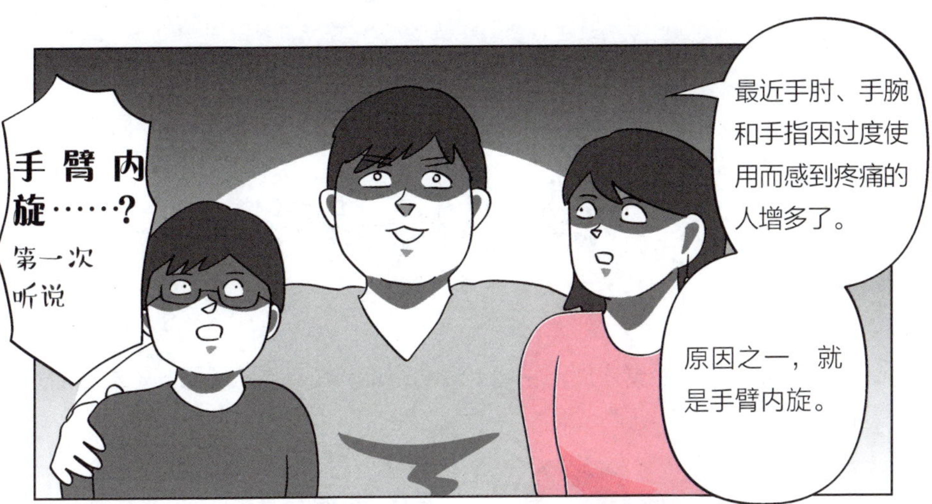
最近手肘、手腕和手指因过度使用而感到疼痛的人增多了。
原因之一，就是手臂内旋。
手臂内旋……？
第一次听说

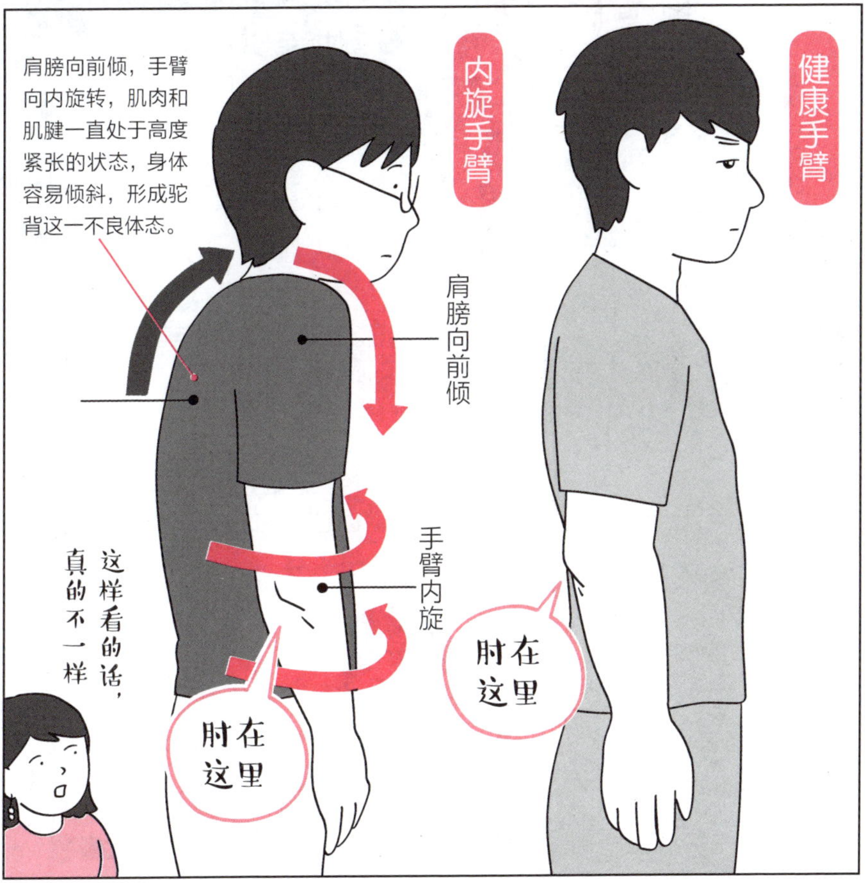

健康手臂

内旋手臂

肩膀向前倾，手臂向内旋转，肌肉和肌腱一直处于高度紧张的状态，身体容易倾斜，形成驼背这一不良体态。

肩膀向前倾

手臂内旋

肘在这里

肘在这里

这样看的话，真的不一样

改善手臂内旋的

肩部体操

这是一种可以改善手臂内旋和驼背、活动胸椎、让身体从膈肌开始灵活活动的体操。

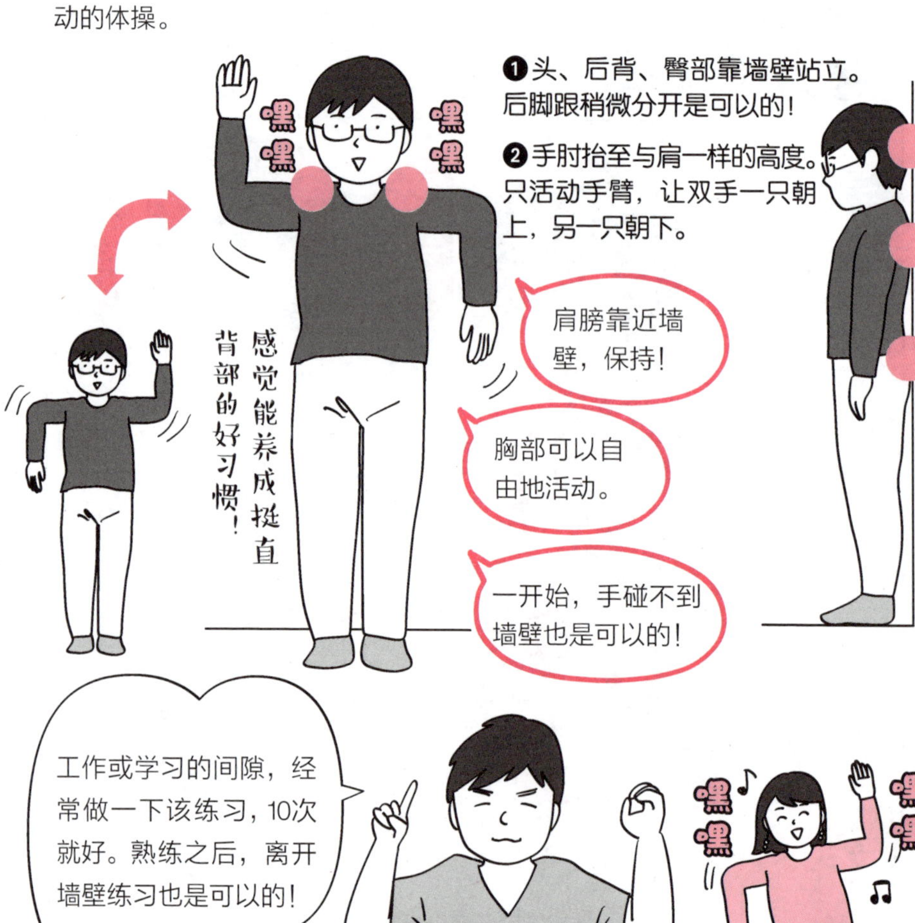

❶头、后背、臀部靠墙壁站立。后脚跟稍微分开是可以的！
❷手肘抬至与肩一样的高度。只活动手臂，让双手一只朝上，另一只朝下。
嘿嘿
嘿嘿
感觉能养成挺直背部的好习惯！
肩膀靠近墙壁，保持！
胸部可以自由地活动。
一开始，手碰不到墙壁也是可以的！
工作或学习的间隙，经常做一下该练习，10次就好。熟练之后，离开墙壁练习也是可以的！
嘿嘿
嘿嘿

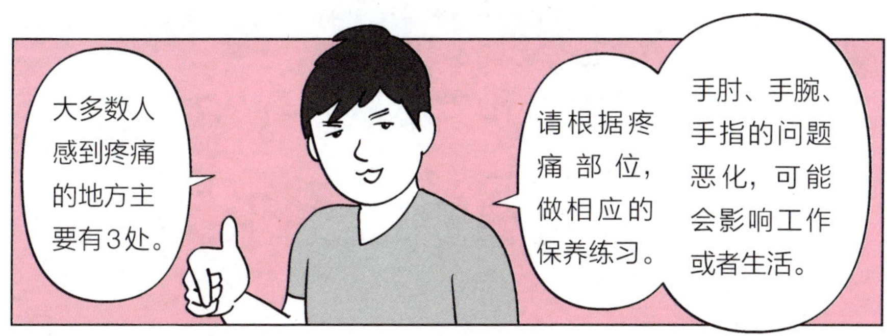
大多数人感到疼痛的地方主要有3处。
手肘、手腕、手指的问题恶化，可能会影响工作或者生活。
请根据疼痛部位，做相应的保养练习。

按摩法	什么时候疼？	什么地方疼？	
➡第 114 页	抓东西、拧毛巾时 这种情况在打网球、羽毛球的人群中出现较多，被称为“网球肘”	手肘外侧（大拇指侧） （伸手腕的手肘肌腱） 右臂	**手肘**「肱骨外上髁炎」
➡第 116 页	活动大拇指、将大拇指放入手掌被其他四指压住的时候	从大拇指根部到手腕 （活动大拇指的肌腱和保护肌腱的腱鞘）	**手腕**「狭窄性腱鞘炎」
➡第 118 页	手指反复弯曲、伸展时	手指关节附近 （活动手指的肌腱和保护肌腱的腱鞘）	**手指**「弹响指」

把肌腱处积累的紧张释放掉

手肘损伤的保养

手肘的外侧（大拇指侧）出现疼痛，是伸展手腕的手肘肌腱出了问题。保养应从手肘上方开始。

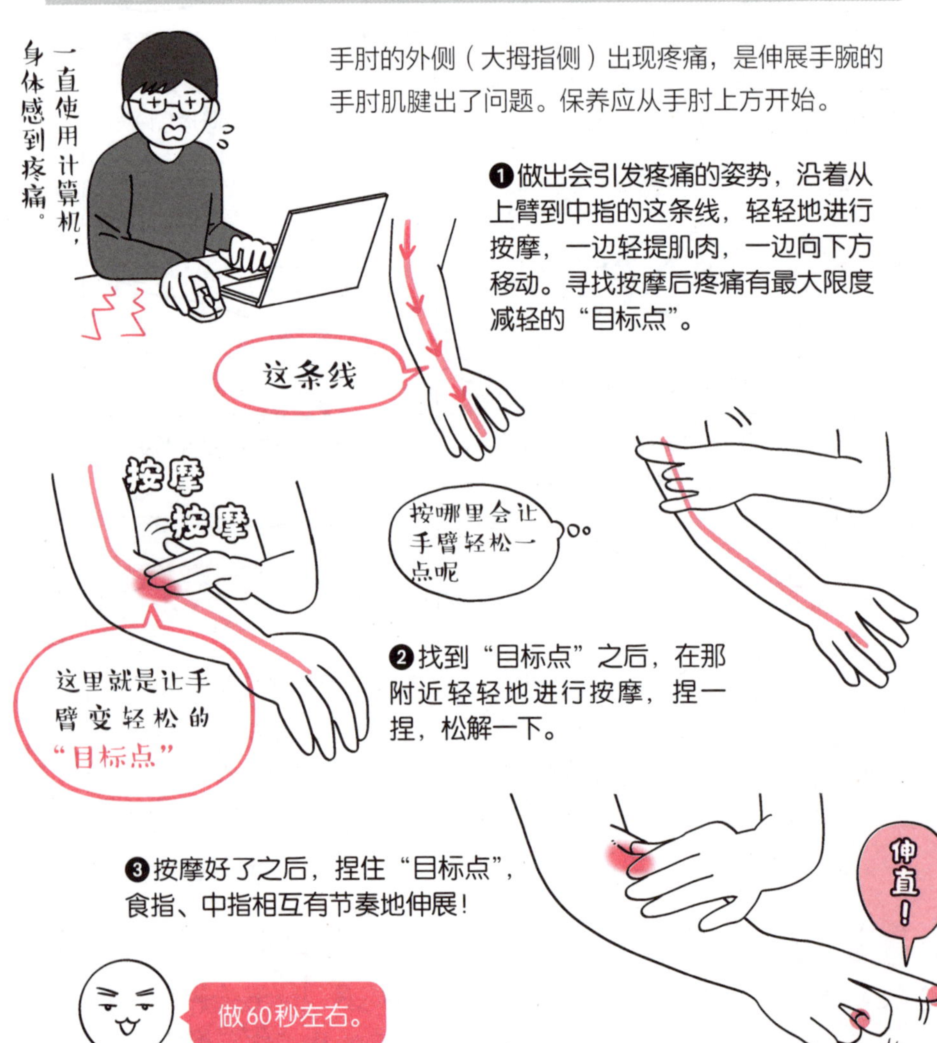

一直使用计算机，身体感到疼痛。
这条线
按摩
按摩
按哪里会让手臂轻松一点呢
这里就是让手臂变轻松的“目标点”
伸直！
做60秒左右。

❶做出会引发疼痛的姿势，沿着从上臂到中指的这条线，轻轻地进行按摩，一边轻提肌肉，一边向下方移动。寻找按摩后疼痛有最大限度减轻的“目标点”。

❷找到“目标点”之后，在那附近轻轻地进行按摩，捏一捏，松解一下。

❸按摩好了之后，捏住“目标点”，食指、中指相互有节奏地伸展！

❹将食指和中指放在“目标点”上，一边向手肘方向移动皮肤，一边转动手腕，使得大拇指向下。手腕回转，恢复原位。

❺手掌朝上，手臂左右晃动。

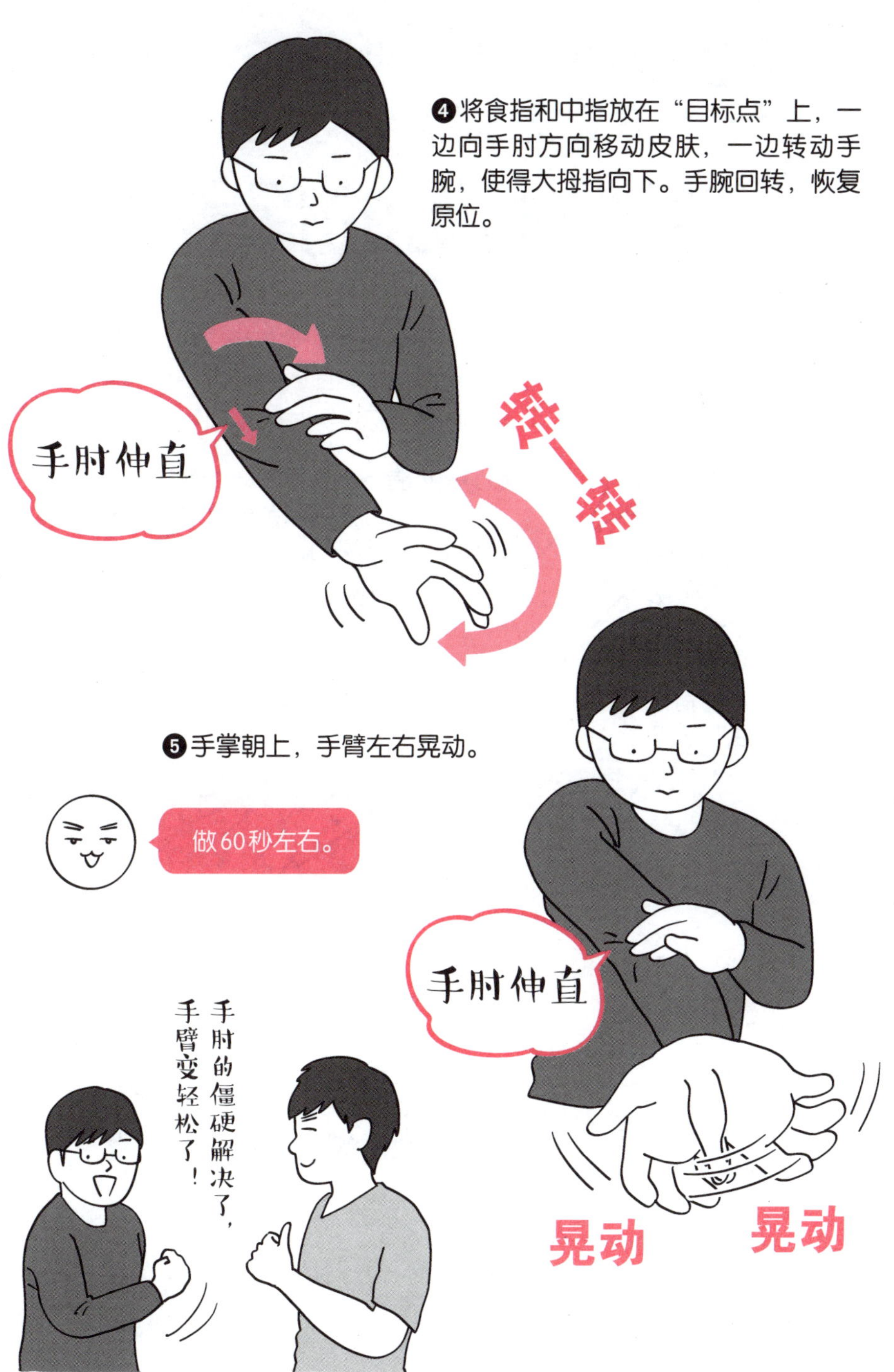

手肘伸直
转一转
做60秒左右。
手肘伸直
晃动
晃动
手肘的僵硬解决了，
手臂变轻松了！

减轻皮肤和骨骼的负担

手腕损伤的保养

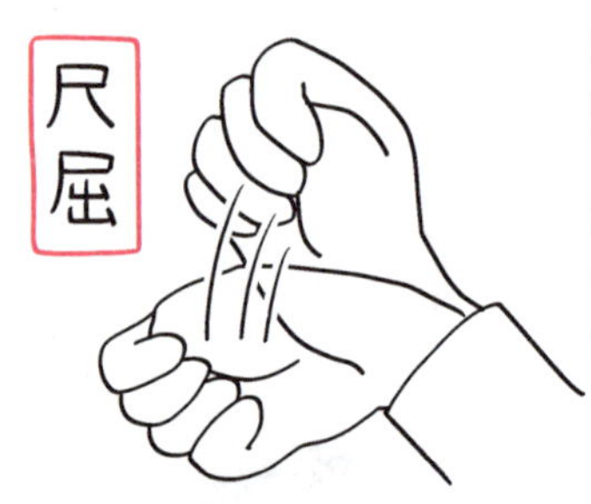

先做一个会引起疼痛的动作，找到能改善疼痛的“目标点”对其进行保养。

❶其他四指握住大拇指，手倒向小拇指一侧，平时的疼痛就会再次出现（这个动作叫作“尺屈”）。

❷ⓐ一边捏住从大拇指的根部到手肘这条线上的皮肤，一边进行“尺屈”动作。

❷ⓑ一边用另一只手的大拇指按着手腕靠近大拇指根部的区域，一边进行“尺屈”动作。

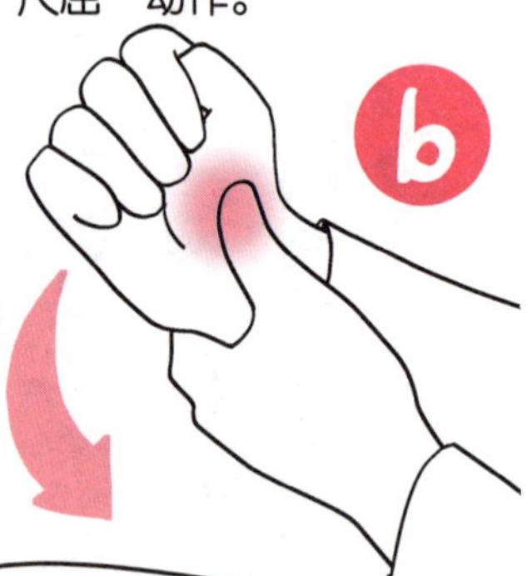

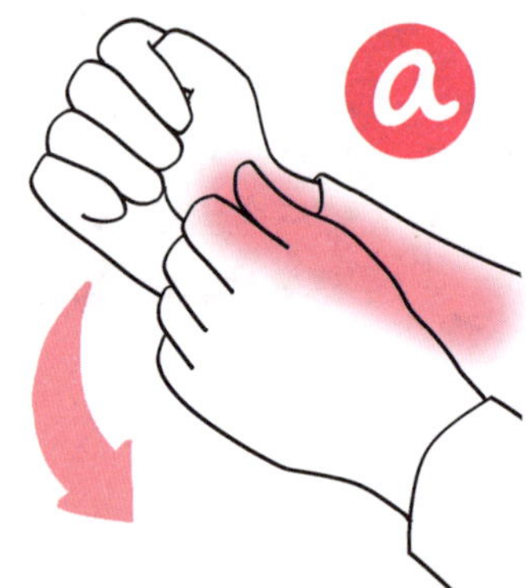

选择a和b两个动作中做起来比较轻松的那一个，反复进行“尺屈”动作。

相比较而言，动作a侧重于缓解皮肤的紧张感，动作b侧重于减轻骨骼的负担。

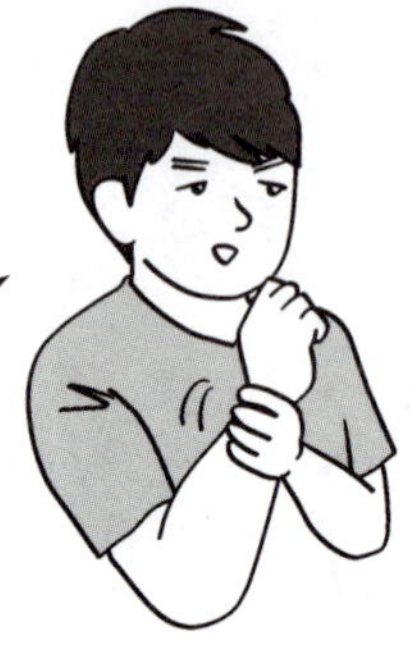

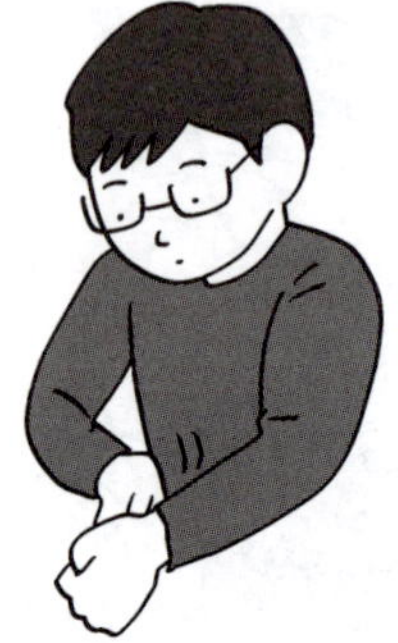

❸伸展肘关节，用另一只手握住手腕的下部。一边将伸直的手臂向大拇指方向扭转，握住手腕的另一只手将手腕向外侧扭转（保持肘关节伸直，在肘关节到手腕之间，改变另一只手的持握位置，进行练习）。

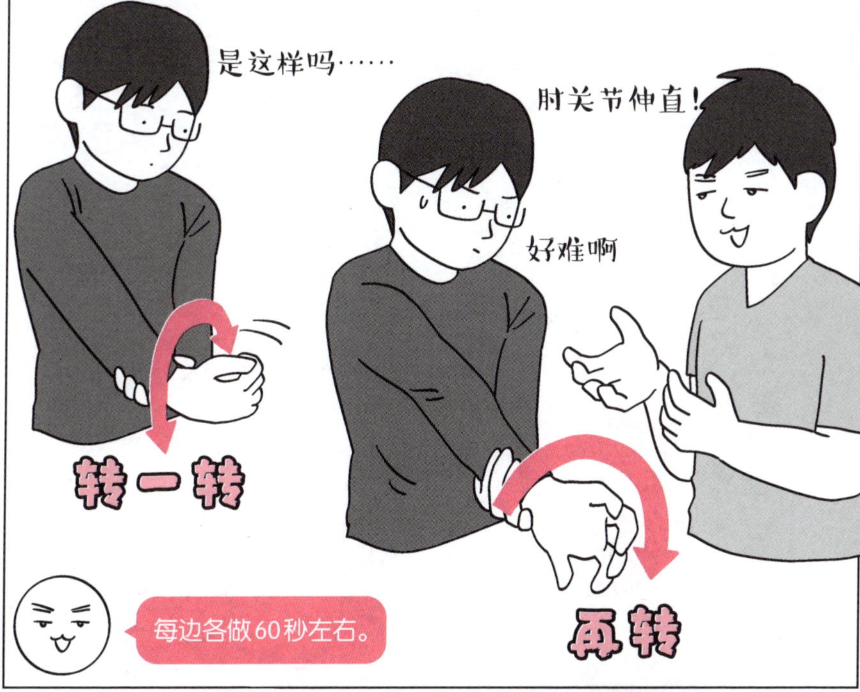

肘关节伸直！
好难啊
再转
是这样吗……
转一转
每边各做60秒左右。

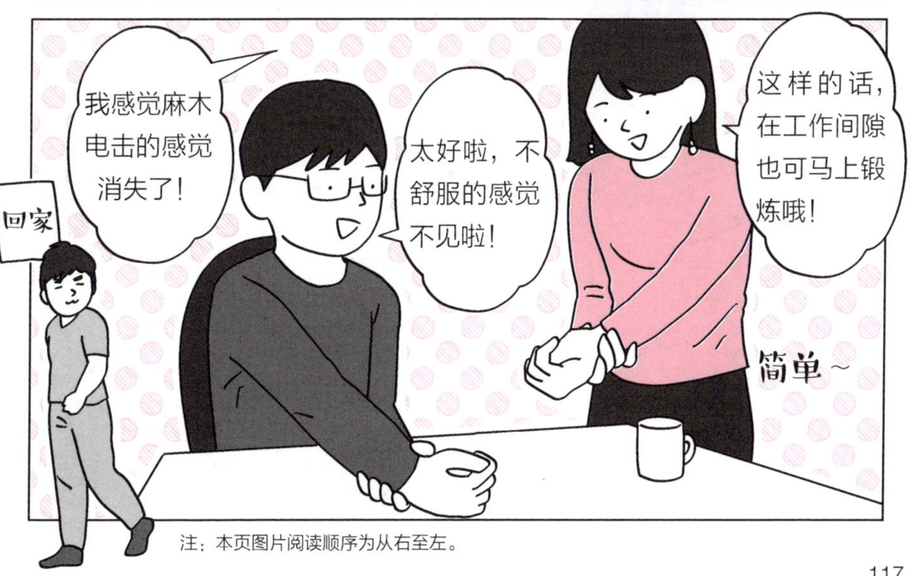

注：本页图片阅读顺序为从右至左。

通过肌肉锻炼强化手指

手指损伤的保养

对比较疼痛的手指根部以下的关节进行保养。

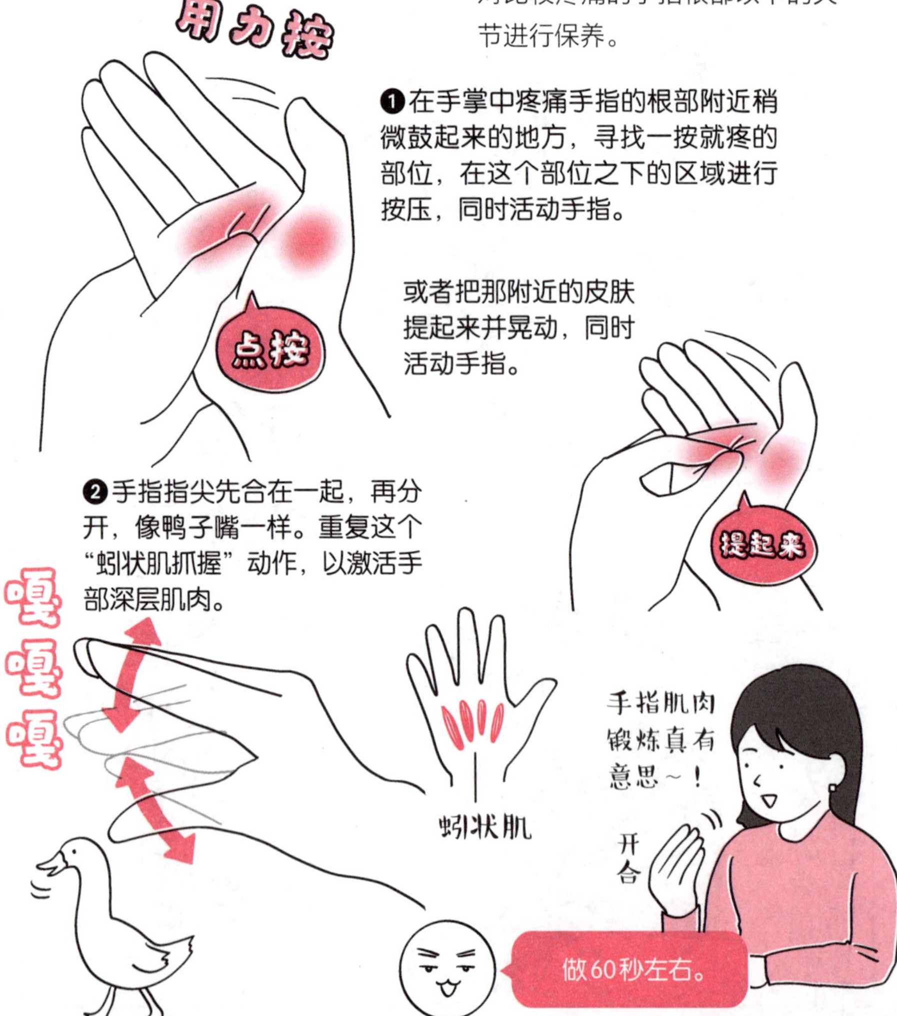

用力按
❶在手掌中疼痛手指的根部附近稍微鼓起来的地方，寻找一按就疼的部位，在这个部位之下的区域进行按压，同时活动手指。
点按
或者把那附近的皮肤提起来并晃动，同时活动手指。
提起来
❷手指指尖先合在一起，再分开，像鸭子嘴一样。重复这个“蚓状肌抓握”动作，以激活手部深层肌肉。
嘎嘎嘎
蚓状肌
手指肌肉锻炼真有意思～！
开合
做60秒左右。

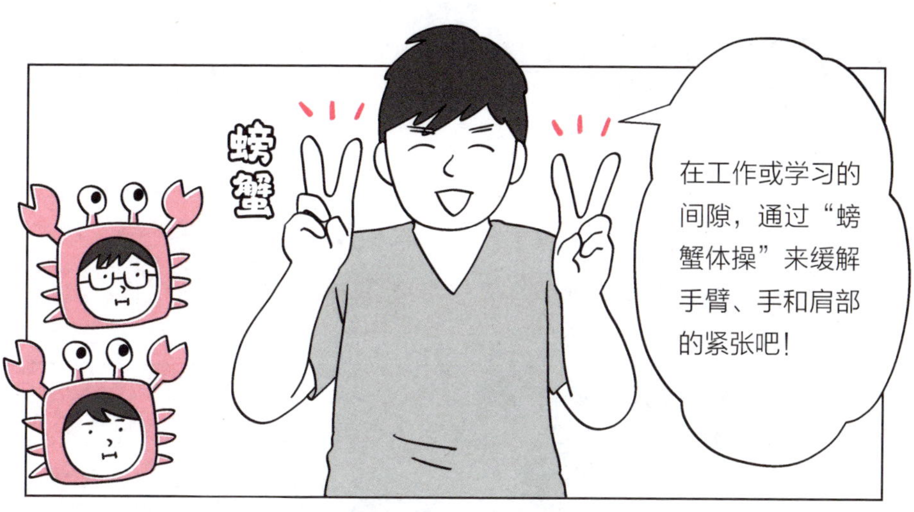

螃蟹
在工作或学习的间隙，通过“螃蟹体操”来缓解手臂、手和肩部的紧张吧！

消除手臂、手、肩部的僵硬

螃蟹体操

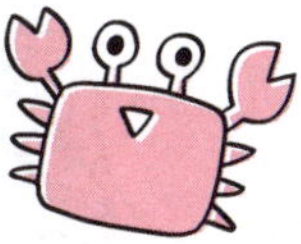

在工作或学习的时候，不知从何时开始，肌腱和肌肉因紧张变得僵硬。放下手臂时，注意收紧肩胛骨。

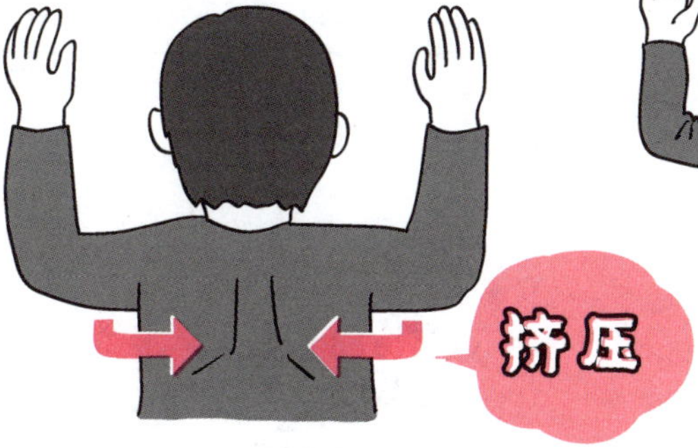

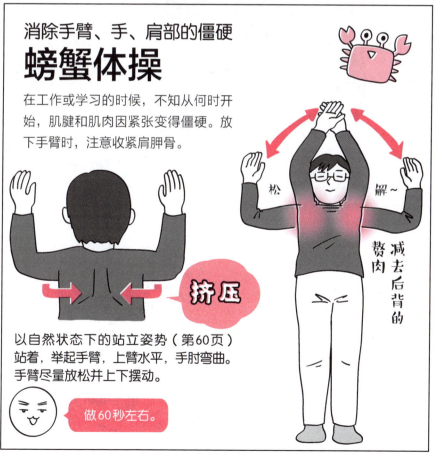

挤压

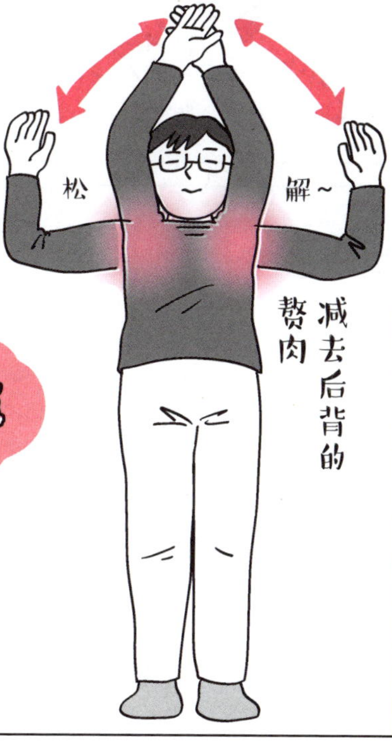

松
解～
减去后背的赘肉

以自然状态下的站立姿势（第60页）站着，举起手臂，上臂水平，手肘弯曲。手臂尽量放松并上下摆动。

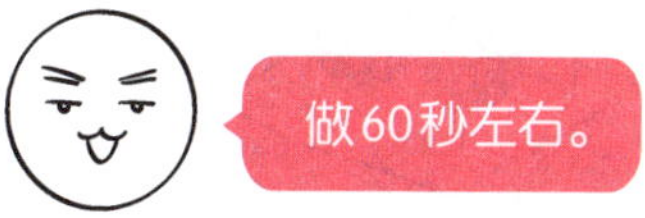

做60秒左右。

筋膜松解

13 慢跑时膝盖疼痛

拥有奔跑自如的双腿

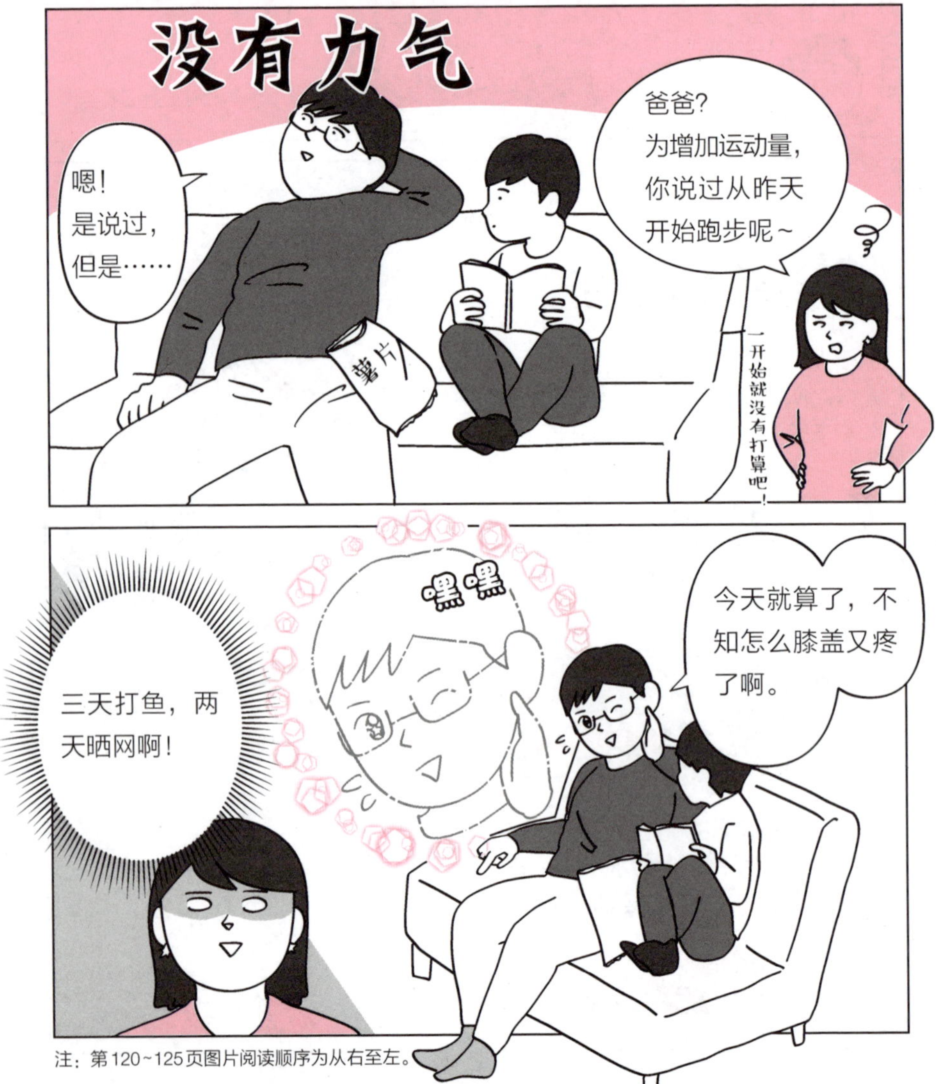

爸爸？为增加运动量，你说过从昨天开始跑步呢~
一开始就没有打算吧！
嗯！是说过，但是……
没有力气
薯片

今天就算了，不知怎么膝盖又疼了啊。

嘿嘿

三天打鱼，两天晒网啊！

注：第120~125页图片阅读顺序为从右至左。

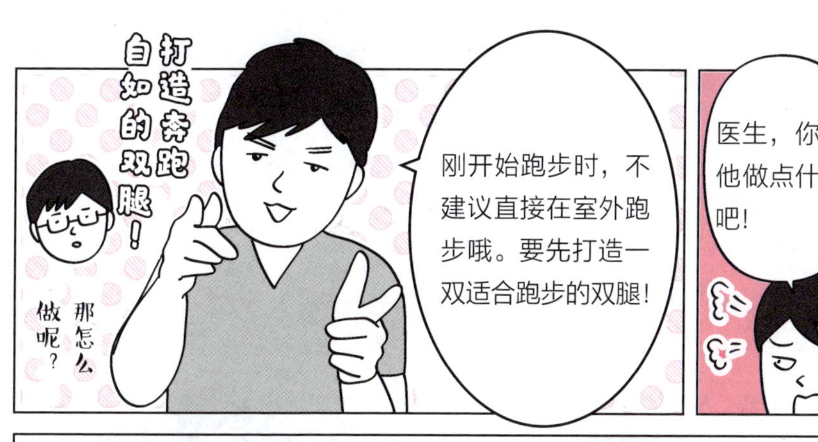
打造奔跑自如的双腿！
那怎么做呢？
刚开始跑步时，不建议直接在室外跑步哦。要先打造一双适合跑步的双腿！

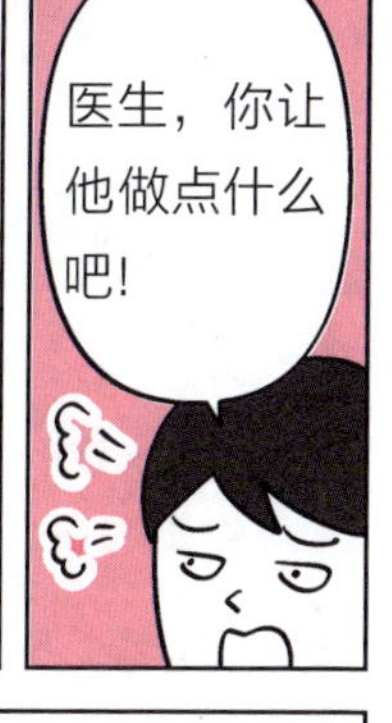
医生，你让他做点什么吧！

拥有奔跑自如的双腿 ①

原地踏步

能轻松完成这个练习则说明你已经拥有一双可以自如奔跑的腿。这是能帮助你判断何时可以安全地跑起来的训练方法！

只是这样做，也有足够运动量啦！

在室内，有节律地进行原地踏步，坚持做1分钟。渐渐地增加时间！膝盖放松并保持微微弯曲的状态。

膝盖保持微微弯曲。

脚跟不要接触地面。

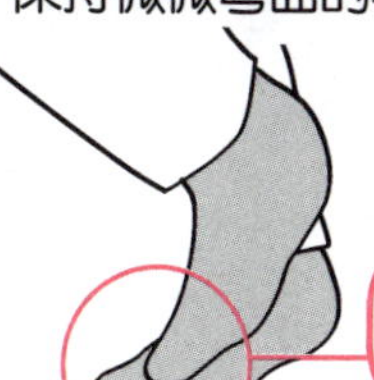

脚尖轻轻抬起，脚掌牢牢抓地，进行踏步！

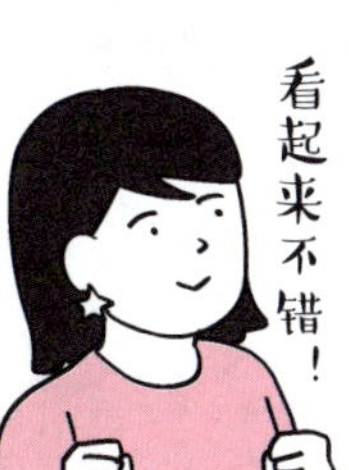
看起来不错！

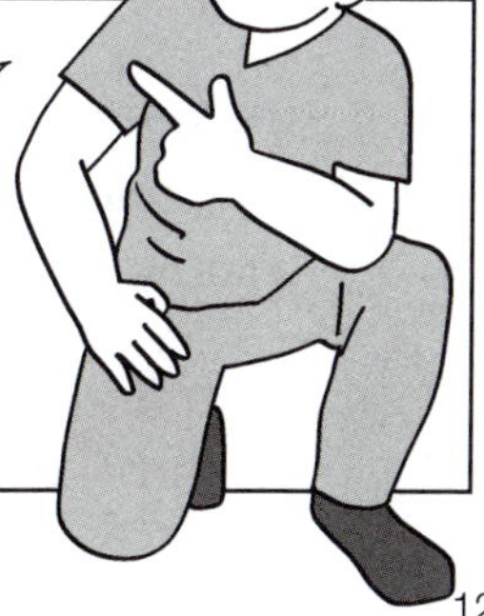

专业的运动员在伤病治疗之后，也是用这种方法来评估重新开始训练的时间的。
同时，通过步行练习来让双脚逐步适应！

拥有奔跑自如的双腿②

轻快散步

当我们坐着，长时间使用计算机和手机时，容易存在各种不良姿势（第57页），导致走路时驼背、下巴和手臂前倾。这种步态常见于体力下降的老年人。脚部动作滞后于上半身、步幅较窄为这种步态的主要特点。改善方法是积极摆臂。通过伸展髋关节，改变体态，提升身体的协调性。

驼背

下巴和手臂前倾

步幅小

轻快自如

走路带风

双臂交替摆动，形成推力。

想象胸廓超过前面的脚的感觉。
向前！
向前！
大步走！

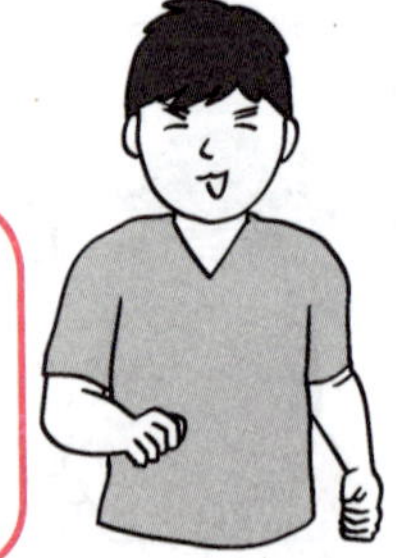

为了和抬脚节奏一致地自然摆动手臂，手里最好不要拿东西，东西可以都放在背包或者腰包里哦！

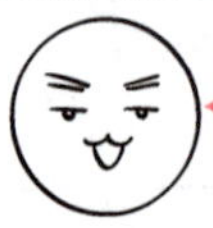

不用时刻注意抬脚等细节。

之后的大宅家是这样的……

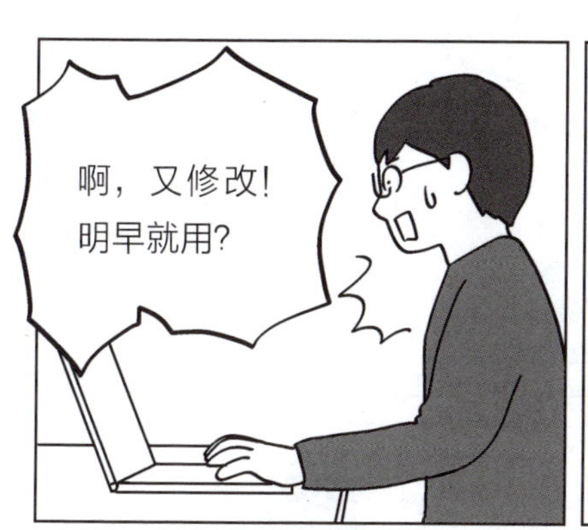
啊，又修改！
明早就用？

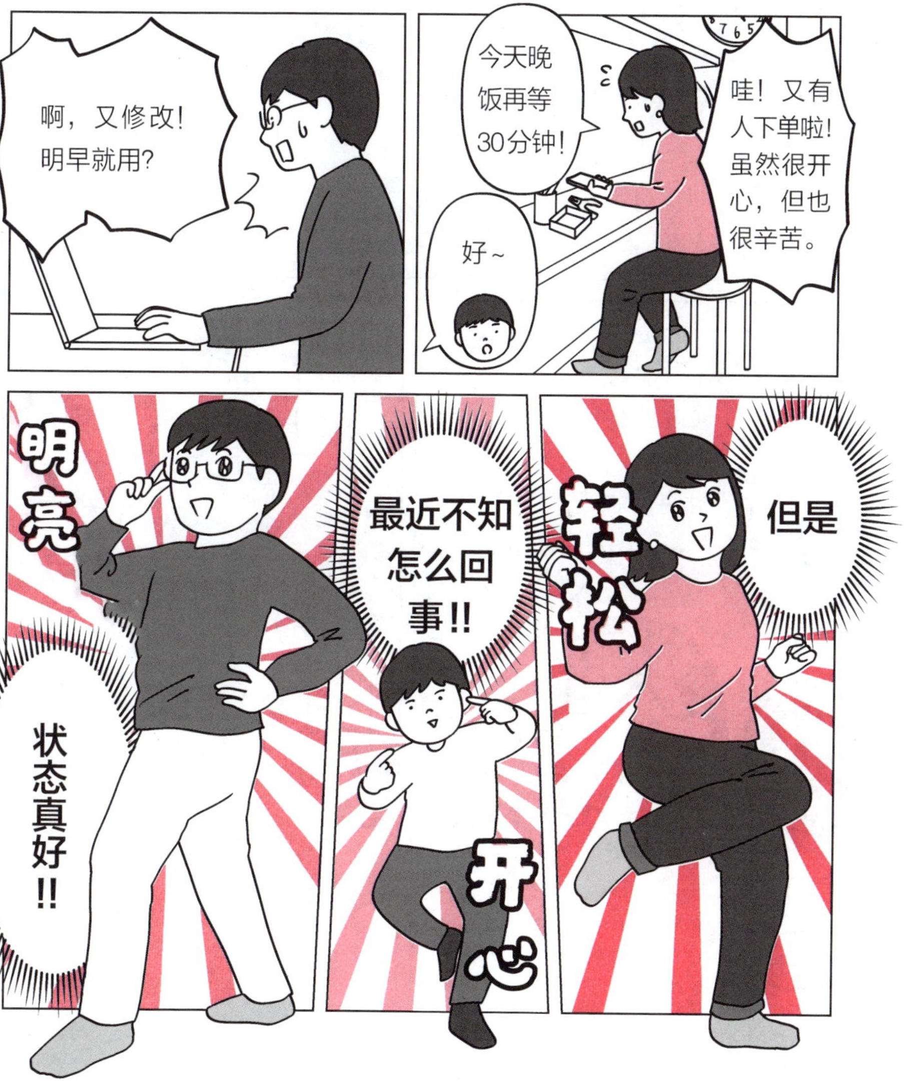

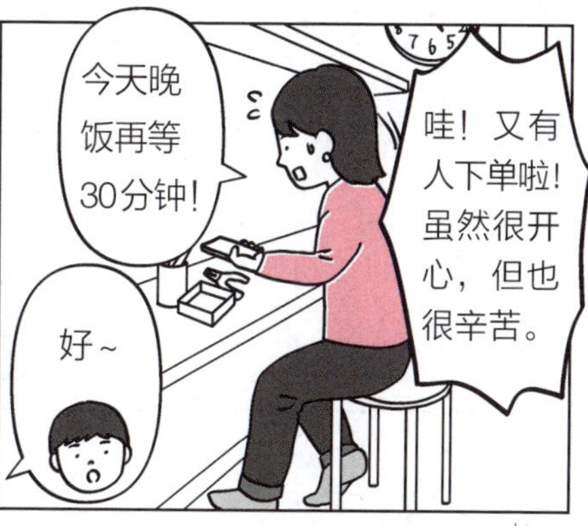
今天晚饭再等30分钟！
好~
哇！又有人下单啦！虽然很开心，但也很辛苦。

明亮
状态真好!!
最近不知怎么回事!!
开心
轻松
但是

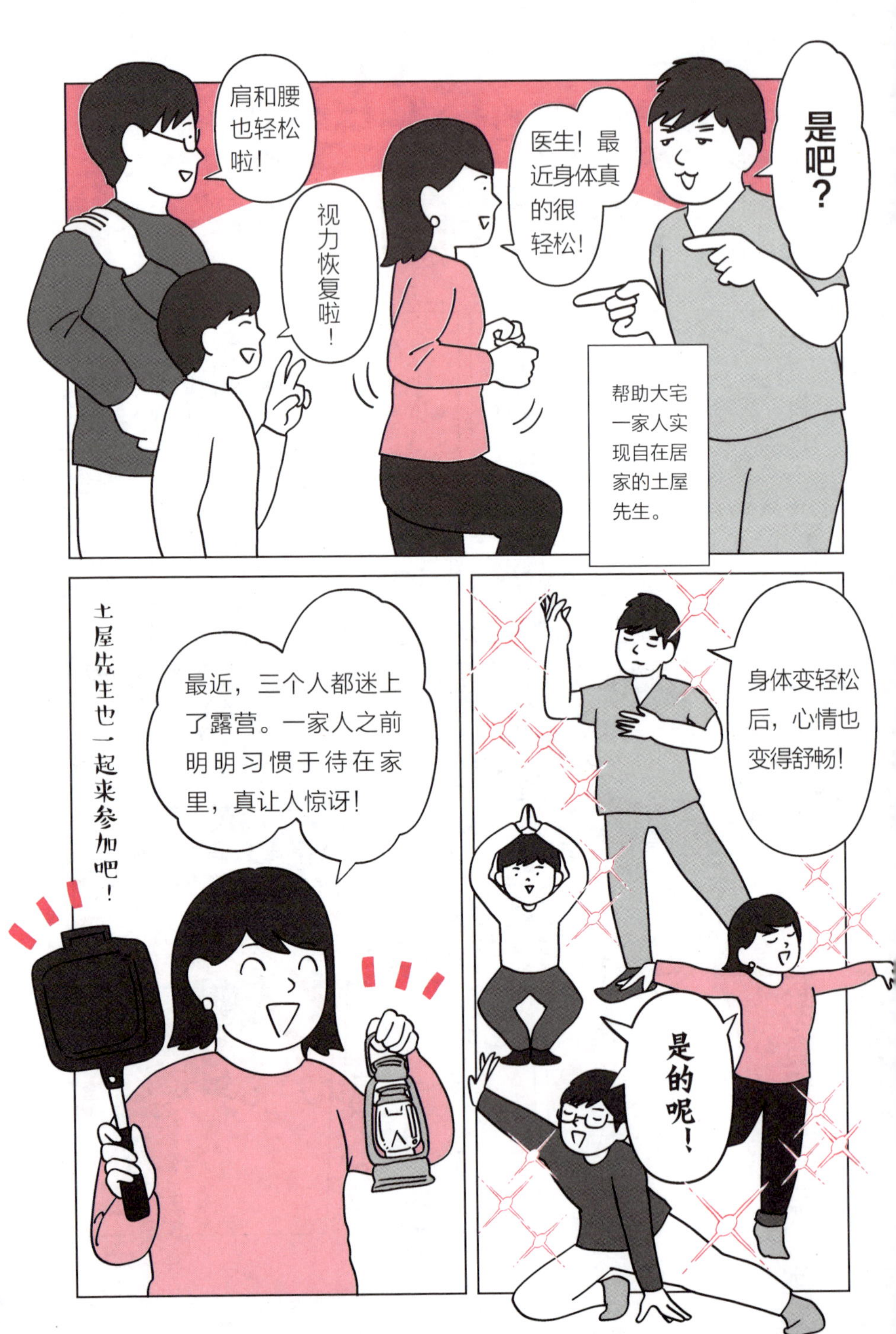
是吧？
医生！最近身体真的很轻松！
肩和腰也轻松啦！
视力恢复啦！
帮助大宅一家人实现自在居家的土屋先生。
身体变轻松后，心情也变得舒畅！
是的呢！
最近，三个人都迷上了露营。一家人之前明明习惯于待在家里，真让人惊讶！
土屋先生也一起来参加吧！

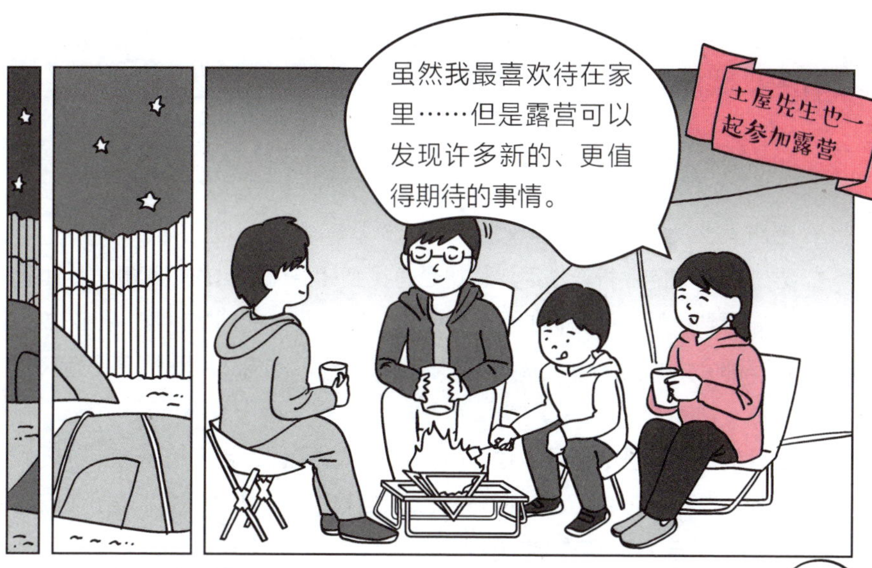
土屋先生也一起参加露营
虽然我最喜欢待在家里……但是露营可以发现许多新的、更值得期待的事情。

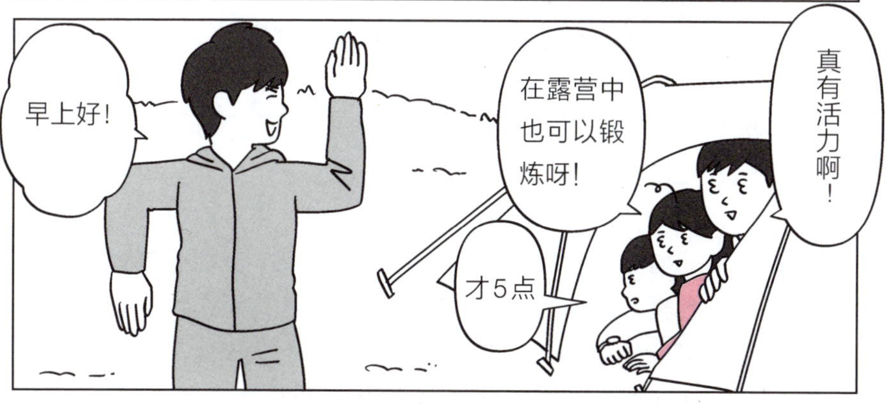
早上好！
在露营中也可以锻炼呀！
真有活力啊！
才5点

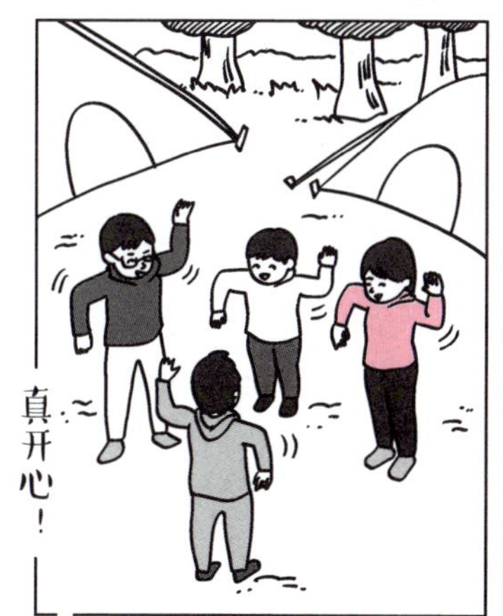
真开心！

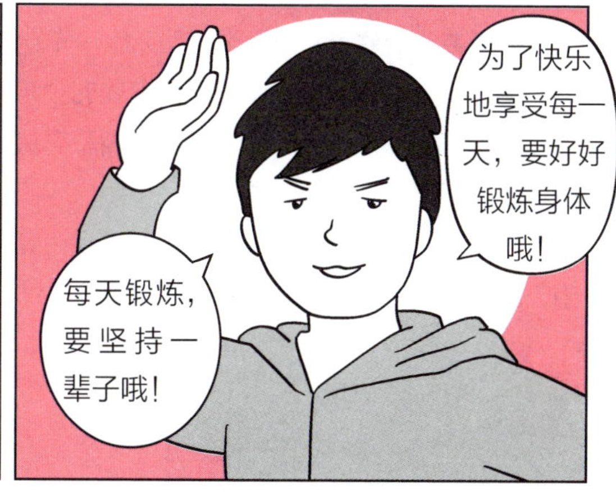
为了快乐地享受每一天，要好好锻炼身体哦！
每天锻炼，要坚持一辈子哦！

后记

感谢大家读这本书到这里!

尝试了书中的保养方法后，你是否有找到让身体感觉放松和舒适、让僵硬和疼痛得到缓解等适合你的保养方法呢?若能预防僵硬和疼痛，无论做什么，效率都会大大提高。让我们用不僵硬和无疼痛的身体，尽情享受喜欢的事情吧!

当我们感到严重的僵硬或疼痛时，比起寻找原因，更多的是想立刻缓解症状。因此，找到适合自己的保养方法，并在症状出现时知道“如何让自己感觉舒适”，是一件非常重要的事情。

不过，在疼痛缓解后，我们也应该思考导致症状的根本原因是什么，并调整生活方式，避免症状再次出现。

就慢性疼痛而言，即使去医院检查，很多时候也会被诊断为“原因不明”。然而，既然原本没有的问题出现了，就一定有其成因。如果没有经历过交通事故或运动损伤等意外，那么根本原因往往隐藏在我们的“日常生活”之中，且在大部分情况下都与“身体的使用方式”有关。请试着观察自己的身体使用方式，找到可能的问题，并立即尝试有助于改善的方法!

如果长时间保持同一姿势，记得间歇性地进行伸展运动。尽量均衡使用身体的左右两侧(例如，偶尔换手提包)。在使用计算机或手机时，不时地调整环境或改变姿势。每天早晨起床后，先舒展全身，再开始一天的活动。

哪怕是很小的改变，也能起到有效的预防效果!通过这些调整让身体保持良好状态，不仅心情会更愉悦，还能获得掌控身体的自信。这种舒畅的感觉，正是每天充满活力的关键。

同时，如果尝试了各种方法进行自我保养，症状仍未缓解，不要继续观望，请尽早就医，寻求专业的医疗帮助，以找到病因和合适的治疗方案。

2023年2月

土屋元明

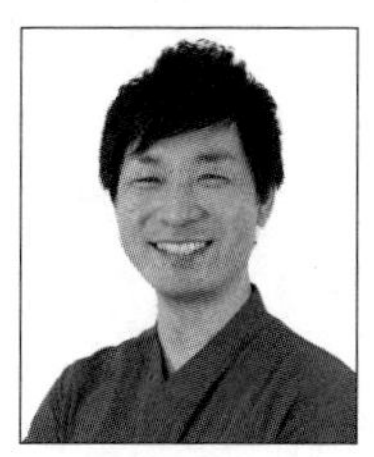

物理治疗师

土屋元明（Tsuchiya Genmei）

“深耕身体动作领域”（神奈川县镰仓市）的代表人物、物理治疗师、姿势和步态专家，曾任日本医疗健身研究会常任理事，同时也是呼吸治疗师、医学营养专家、脊柱治疗师、形体塑造治疗师、运动障碍综合征预防指导师。平时在自己的诊所运用“深耕身体动作领域”的理念，通过鞋垫和康复训练，帮助许多深受身体疼痛困扰的患者改善身体问题、缓解身心压力，并就改善疼痛问题的生活方式提出建议。以“提高运动质量其实就是提高人生质量”为座右铭，积极发布相关信息，开展各种演讲活动，著有多部图书。